Dr. med. Denis Burkitt war fast zwanzig Jahre lang in einem ostafrikanischen Lehrkrankenhaus als Chirurg tätig. Aus dieser Zeit stammen seine Beschreibungen einer bestimmten Form von Krebs, die seither seinen Namen trägt (Burkitt-Tumor).

Für seine Arbeit wurde Burkitt mit Preisen und Auszeichnungen vieler Länder geehrt. In den vergangenen zehn Jahren hat er mit seinen Studien über die internationale Häufigkeitsverteilung von Krankheiten in Abhängigkeit von der Ernährung weltweite Anerkennung geerntet. Er wurde u. a. zum „Fellow of the Royal Society" ernannt und ist außerdem Träger der Goldmedaille der „British Medical Association".

Auf ausgedehnten Vortragsreisen, die ihn in alle fünf Kontinente führten, konnte Burkitt Material für die Forschungsgebiete seines besonderen Interesses sammeln. Er ist Mitherausgeber der Bände „Treatment of Burkitt's Lymphoma" (1967), „Burkitt's Lymphoma" (1970) und „Refined Carbohydrate Foods and Disease" (1975).

# Gesund leben mit Ballaststoffen

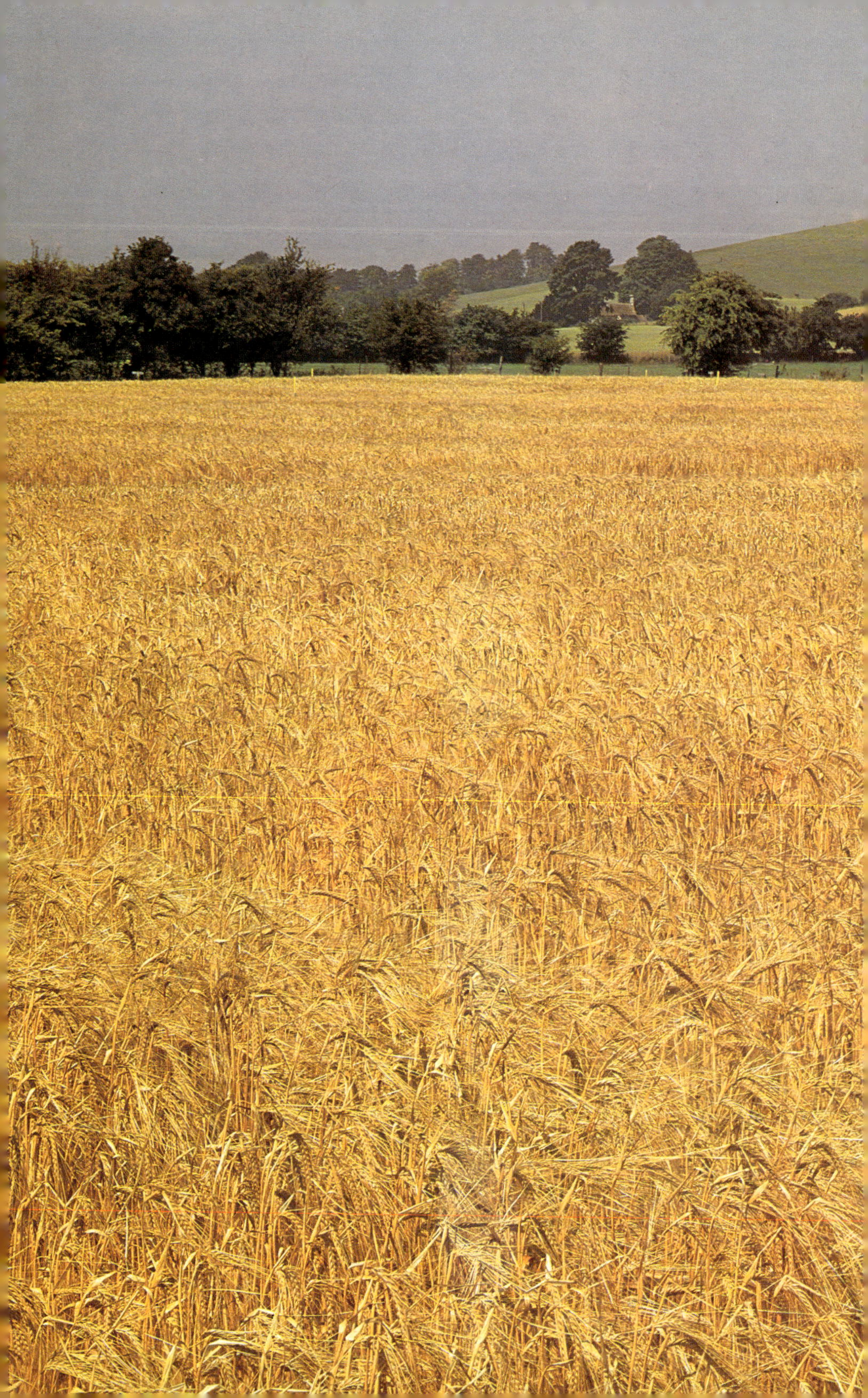

Dr. med. Denis Burkitt

# Gesund leben mit Ballaststoffen

ein Beitrag zur Verhinderung
vieler Zivilisationskrankheiten

Deutsche Übersetzung von Anke Ulmer

46 Abbildungen

Hippokrates Verlag Stuttgart

Titel der Originalausgabe:
Don't Forget Fibre in Your Diet
To help avoid many of our commonest diseases
Positive Health Guide
© Dr. Denis Burkitt 1979
Third edition
Dunitz, London 1980

Autor:
*Denis Burkitt*

Übersetzerin:
*Anke Ulmer*
Sahlenburgerstr. 5, 2000 Hamburg 60

**CIP-Kurztitelaufnahme der Deutschen Bibliothek**

**Burkitt, Denis:**
Gesund leben mit Ballaststoffen : e. Beitr. zur Verhinderung vieler Zivilisationskrankheiten / Denis Burkitt. Dt. Übers. von Anke Ulmer. – Stuttgart ; Hippokrates, 1982.
Einheitssacht.: Don't forget fibre in your diet ⟨dt.⟩

**Wichtiger Hinweis**

Medizin als Wissenschaft ist ständig im Fluß. Forschung und klinische Erfahrung erweitern unsere Kenntnisse, insbesondere was Behandlung und medikamentöse Therapie anbelangt. Soweit in diesem Werk eine Dosierung oder eine Applikation erwähnt wird, darf der Leser zwar darauf vertrauen, daß Autoren, Herausgeber und Verlag größte Mühe darauf verwandt haben, daß diese Angabe genau dem Wissensstand bei Fertigstellung des Werkes entspricht. Dennoch ist jeder Benutzer aufgefordert, die Beipackzettel der verwendeten Präparate zu prüfen, um in eigener Verantwortung festzustellen, ob die dort gegebene Empfehlung für Dosierungen oder die Beachtung von Kontraindikationen gegenüber der Angabe in diesem Buch abweicht. Eine solche Prüfung ist besonders wichtig bei selten verwendeten Präparaten oder solchen, die neu auf den Markt gebracht worden sind.


Printed in Spain

Satz: Druckhaus Dörr, Inhaber Adam Götz, Ludwigsburg, gesetzt auf Linotype System 5 (202)

ISBN 3-7773-0581-2

# Inhaltsverzeichnis

Für Olive,
ohne deren beharrliche Unterstützung
dieses Buch nicht hätte entstehen können

# Einleitung
# Warum Ballaststoffe?

Seit einigen Jahren wird der Bedeutung der Ernährung für die Gesundheit von Ärzten und Laien zunehmende Beachtung geschenkt. Parallel zum Erwachen dieses neuen Problembewußtseins entstand ein lebhaftes Interesse an der Rolle der Ballaststoffe bzw. der unverdaulichen Füllstoffe in der Nahrung sowie der ihnen möglicherweise zukommenden Schutzwirkung gegen eine Reihe von Krankheiten, die heute in den westlichen Industrie- und Wohlstandsländern sehr weit verbreitet sind.
Ballaststoffe sind der unverdauliche Teil der Nahrung. Während Eiweiß, Fett und Kohlenhydrate fast vollständig aus dem Dünndarm resorbiert werden, gelangen Ballaststoffe praktisch unverändert in den Dickdarm. Auf ihren funktionellen Wert hat man in der Vergangenheit nicht geachtet, da ihnen allem Anschein nach vom Nährwert her gesehen kaum eine Bedeutung zukam.
Wir beziehen unsere Nährstoffe aus dem in der Nahrung enthaltenen Eiweiß, Fett und den Kohlenhydraten. Als eiweißhaltige Nahrungsmittel gelten vor allem Fleisch, Fisch und Molkereiprodukte. Fett beziehen wir aus Butter, pflanzlichen Ölen, Margarine und auch aus fettem Fleisch und Fisch. Kohlenhydrate sind in allen pflanzlichen Nahrungsmitteln enthalten. Die Hauptenergielieferanten in unserer Nahrung sind aber Zucker, Mehl und andere Getreideprodukte ebenso wie Wurzelgemüse, z. B. Kartoffeln. Die meisten Nahrungsmittel versorgen uns außerdem noch mit lebenswichtigen Vitaminen und Mineralien.

All das ist bei Ballaststoffen nicht der Fall. Ihre Bedeutung ist deshalb lange verkannt worden, obwohl sie in einigen der oben erwähnten Nahrungsmittel vorkommen. Sie sind der einzige Nahrungsbestandteil, der fast gar keine Kalorien enthält. Ballaststoffe werden durch die Bakterien im Darm aufgeschlossen und liefern nur in sehr beschränktem Umfang Energie. Jedoch macht die genauere Beschäftigung mit der Materie deutlich, daß auch dieser Nahrungsbestandteil, der sich so ganz anders verhält als andere Nahrungsmittel, eine Funktion zu erfüllen hat: er passiert den oberen Teil des Darmtrakts, genauer gesagt den Dünndarm, und gelangt in mehr oder weniger unverändertem Zustand in den Dickdarm. Welche Funktion kommt diesem Nahrungsbestandteil dann dort zu? Und – diese Frage ist um so bedeutsamer in einer Zeit, in der sich die Nahrung generell durch einen sehr niedrigen Fasergehalt auszeichnet – was passiert, wenn Ballaststoffe fehlen? Es beschäftigen sich gegenwärtig viele Wissenschaftler mit dieser Frage. Ich habe versucht, in diesem Buch in allgemeinverständlicher Form darzustellen, daß wissenschaftliche Erkenntnisse die veränderte Einstellung gegenüber der Bedeutung von Ballaststoffen herbeigeführt haben. Welche praktischen Schlußfolgerungen sind daraus zu ziehen? Es handelt sich weitgehend um einfache, für die tägliche Anwendung bestimmte Ernährungsratschläge zum Schutze gegen eine Reihe der in den westlichen Industrienationen am häufigsten

vorkommenden Krankheiten. Zu diesen Krankheiten gehören chronische Verstopfung, Darmdivertikulose, Hiatushernien, Blinddarmentzündung, Krampfadern, Hämorrhoiden, Diabetes, koronare Herzkrankheit, Darmkrebs und Gallensteine.
Es war nicht meine Absicht, mit diesem Buch ein umfassendes Werk zum Thema Ernährung vorzulegen – das sei anderen Autoren vorbehalten. Ich habe mich auf einen Bestandteil unserer Nahrung konzentriert, dem bislang fast überhaupt keine Beachtung geschenkt worden ist. Dabei standen die Aspekte des Themenkreises Ernährung im Mittelpunkt, mit denen ich mich selbst auseinandergesetzt habe. Im Rahmen meiner medizinischen Tätigkeit hatte ich Gelegenheit, mich mit dem Problem der Ballaststoffe zu beschäftigen. Ich war zwanzig Jahre lang als Chirurg in Afrika tätig und habe während eines Teils dieser Zeit und in den dreizehn Jahren, seit ich aus Afrika zurückgekehrt bin, intensive international vergleichende Studien über die geographische Verteilung einer ganzen Reihe nichtinfektiöser Krankheiten angestellt, zu denen natürlich auch alle die in diesem Buch erörterten Erkrankungen gehören. Ursprünglich habe ich mich nur mit Krebs befaßt, aber seit zehn Jahren sammle ich Material aus der ganzen Welt über die geographische und soziokulturelle Verteilung der typischen westlichen Zivilisationskrankheiten, die in Kap. 3 im einzelnen erörtert werden.
Aus den Studien über die geographische Verteilung dieser Krankheiten geht deutlich hervor, daß viele von ihnen bei Naturvölkern selten und zum Teil sogar völlig unbekannt sind. Auch in den westlichen Industrie- und Wohlstandsländern von heute waren diese Krankheiten vor Beginn des 20. Jahrhunderts ebenfalls relativ selten.

Das Leben der Naturvölker unterscheidet sich von unserer Lebensart natürlich in vielerlei Hinsicht. Vieles spricht jedoch dafür, daß dem Faktor Ernährung bei der Entstehungsgeschichte vieler Zivilisationskrankheiten eine vorrangige Rolle zukommt. Wahrscheinlich gibt es in jedem Fall mehrere Ursachen. Die Tatsache, daß in diesem Buch bestimmte Aspekte der Ernährung im Vordergrund stehen, soll keinesfalls den Eindruck erwecken, als gäbe es zwischen den traditionellen Soziálisationsformen des Menschen und der sogenannten modernen Gesellschaft, wie wir sie kennen, keine weiteren Unterschiede.

Hin und wieder sind Einzelaspekte der Ernährung von einigen Leuten über Gebühr hervorgehoben worden. Mittlerweile ist man aber wohl in Fachkreisen allgemein zu der Einsicht gelangt, daß die folgenschwersten Veränderungen der letzten hundert Jahre in bezug auf die Ernährung der Länder des westlichen Kulturkreises darin bestanden, daß kohlenhydratreiche Nahrungsmittel wie Brot oder andere Getreideprodukte durch Fett (vorwiegend tierischen Ursprungs) verdrängt worden sind. Zudem werden heute den kohlenhydratreichen Nahrungsmitteln bei der Verarbeitung die Ballaststoffe weitgehend entzogen. Dies trifft vor allem für Zucker zu, der keinerlei Ballaststoffe mehr enthält, ebenso für Weißmehl, aus dem in den modernen Mahlverfahren der größte Teil des Ballaststoffgehalts entfernt wird. Insgesamt ist der prozentuale Rückgang unseres Verbrauchs an Getreideprodukten deutlicher gewesen als der unseres

Gesamtverzehrs an ballaststoffreicher Nahrung. Aus neueren Untersuchungsergebnissen geht zudem hervor, daß Ballaststoffe aus Getreideprodukten für die Aufrechterhaltung einer normalen Darmfunktion und für den Darminhalt von viel größerer Bedeutung sind als Ballaststoffe aus Obst und Blattgemüsen.
Auf der internationalen wissenschaftlichen Ebene beginnt man erst allmählich abzuschätzen, was diese Ergebnisse im einzelnen bedeuten. Ein signifikant vermehrter Verbrauch ballaststoffreicher Getreideprodukte könnte das in den westlichen Industriestaaten vorhandene Problem der Verstopfung nahezu ganz aus der Welt schaffen und in der Folge das Vorkommen einiger der oben erwähnten Krankheiten spürbar verringern. Im Zusammenhang mit den tiefgreifenden Veränderungen in der Ernährung der westlichen Industrieländer ist jedoch anzumerken, daß ihre Ernährungslage vor etwa hundert Jahren insgesamt gesehen nicht besser war als heute, da damals weite Teile der ärmeren Bevölkerungsschichten unter Mangelernährung litten.

Es wurden so oft ohne entsprechende Grundlage Behauptungen über eine angeblich gesundheitsfördernde Wirkung bestimmter Nahrungsmittel in Umlauf gebracht, daß es nun nur allzu verständlich ist, wenn der Gedanke, Ernährungsgewohnheiten könnten erheblichen Einfluß auf das Krankheitspanorama nehmen, von Ärzten und Patienten nur sehr zurückhaltend aufgenommen wird. Auf der Grundlage der sich dennoch immer mehr durchsetzenden Einsicht, daß viele weit verbreitete Krankheiten eher im Zusammenhang mit der westlichen Lebensart zu sehen sind und weniger mit erblicher Disposition zu tun haben, hat sich mittlerweile die Suche nach Beziehungen zwischen diesen Krankheiten und Ernährungsgewohnheiten entwickelt.

Einer der ersten, der einen Zusammenhang zwischen verfeinerten kohlenhydrathaltigen Nahrungsmitteln und Krankheit feststellte, war Dr. T. R. ALLINSON. In einer vor fast hundert Jahren entstandenen Arbeit führte er nicht nur Verstopfung, sondern auch Hämorrhoiden und Krampfadern auf mangelnden Ballaststoffgehalt der Ernährung zurück. So warnte auch Sir ROBERT MACARRISON kurz nach 1900 vor den Gefahren zu sehr verfeinerter Lebensmittel. Diese Beobachtungen verhallten aber praktisch ungehört, bis Surgeon Captain T. L. CLEAVE, ein britischer Marinearzt mit phantastischer Auffassungsgabe, großer Überzeugungskraft und bestechender Logik, nicht nur zwischen einer Reihe von Krankheiten bislang unbekannter Ursache eine Beziehung sah, sondern darüber hinaus auch den stichhaltigen Nachweis erbrachte, daß es sich bei diesen Krankheiten nur um unterschiedliche Auswirkungen einer gemeinsamen Ursache handeln konnte, nämlich des Verzehrs übermäßig verfeinerter kohlenhydrathaltiger Nahrungsmittel. Captain CLEAVE demonstrierte auch als erster auf beeindruckende Weise die günstige Wirkung von Kleie bei der Behandlung von Verstopfung in der Zeit, als er im Zweiten Weltkrieg in leitender Stellung als Arzt für die Gesundheit der Besatzung des Kriegsschiffes „King George V" verantwortlich war. Er überzeugte mich als erster von den tiefgreifenden Auswirkungen der Ernährung auf das Krankheitspanorama.

Die Begegnung mit Captain CLEAVE war für meine berufliche Laufbahn von entscheidender Bedeutung. Aufgrund meines Vorwissens über Krankheitshäufigkeiten in der Dritten Welt war es mir möglich, die Stichhaltigkeit und Logik seiner Aussagen sofort zu erkennen. Auch ich hatte während meiner beruflichen Tätigkeit in weiten Teilen Asiens und Afrikas bestimmte Erfahrungen gesammelt, die seine Beobachtungen entweder bestätigen oder widerlegen mußten. Wie in diesem Buch des weiteren zu erörtern sein wird, konnte ich seine Schlußfolgerungen weitgehend unterstützen.

Aufgrund der Anerkennung, die meiner früheren medizinischen Arbeit über eine Form von Krebs, welche nach mir benannt wurde, entgegengebracht worden war, verfügte ich über Möglichkeiten, die Beobachtungen von Captain CLEAVE und anderen Kollegen zu verbreiten, was sonst vielleicht nicht gelungen wäre. Darüber hinaus erwiesen sich meine zahlreichen internationalen Kontakte, die ich zur Informationsbeschaffung über die weltweite Verbreitung von Krebsleiden angeknüpft hatte, als vorzügliche Möglichkeit zur Überprüfung der Gültigkeit dieser Aussagen. So gelang es mir z. B., die Häufigkeit bestimmter Krankheiten in den verschiedenen Teilen der Erde festzustellen, indem ich in monatlichen Abständen an über 140 Krankenhäusern in ländlichen Regionen vor allem in Afrika und Indien Fragebogen verschickte und diese dann auch ausgefüllt zurückerhielt.

Pionierleistungen der Forschung bilden immer eine Grundlage, auf der nachfolgende Forscher aufbauen können, wenn auch im Laufe der Zeit leicht in Vergessenheit gerät, was einst der Grundstein gewesen war. So wurden etwa die ersten Karten der alten Seefahrer von späteren Kartographen durchweg erheblich modifiziert, was aber den Wert des ursprünglichen Beitrags des Entdeckungsreisenden nicht im geringsten schmälerte. In der medizinischen Forschung ist es nicht anders.

Der neue Denkansatz von CLEAVE und anderen Autoren wird als Meilenstein in der Geschichte der Medizin verankert bleiben, auch wenn Einzelheiten davon im Lichte neuer Erkenntnisse geändert worden sind bzw. zu ändern sein werden. Bei vielen der in diesem Buch geäußerten Schlußfolgerungen handelt es sich eigentlich um Hypothesen, die zwar dem gegenwärtigen Kenntnisstand entsprechen mögen, aber dennoch nicht mit gesicherten Erkenntnissen zu verwechseln sind. Man möge sie revidieren, wenn die Forschung der Zukunft neue Ergebnisse bringt.

Um das Gewicht der Beweise deutlich zu machen, die dafür sprechen, daß ernährungsbedingten Faktoren bei der Verursachung bestimmter Krankheiten eine entscheidende Rolle zukommt, befassen sich die nächsten beiden Kapitel mit den der Deutung dieser Beweise zugrundeliegenden Prinzipien. Dargestellt werden die Methoden der Epidemiologie, d. h. der geographischen und sozioökonomischen Verteilung von Krankheiten, sowie Zusammenhänge zwischen Erkrankungen und bestimmten Umweltfaktoren.

Manche möchten vielleicht lieber direkt zum Kernpunkt dieses Buches vorstoßen und sich gleich mit der Beziehung zwischen mangelndem Ballaststoffgehalt der Ernährung und einigen unserer häufigsten Krankheiten befassen. Wenn Sie weniger daran interessiert sind, sich damit vertraut zu machen, wie Wissenschaftler an solche Probleme herangehen, lassen Sie die nächsten beiden Kapitel aus und beginnen Sie gleich mit Kap. 3.

# 1 Wodurch entstehen Krankheiten?

## Wo und wie wir leben

Der Schlüssel zum Erkennen der Ursachen unserer Krankheiten liegt in der weit überwiegenden Anzahl der Fälle in den Fragen nach dem Ort, wo wir leben und den Lebensbedingungen, die wir dort vorfinden, und nicht in der Suche nach fehlerhaften Erbanlagen. Ständig wirkt eine Vielzahl von sichtbaren und unsichtbaren Einflüssen auf uns ein, so etwa die Strahlen der Sonne, Nahrung und Getränke, die von unserem Körper aufgenommen werden, und ebenso die Luft, die wir atmen. Darüber hinaus sind wir feindlichen Angriffen anderer Lebewesen, auch unserer Mitmenschen, ausgesetzt.

Auf der anderen Seite verfügt unser Körper über die ausgeklügeltsten Abwehrmechanismen gegen das Eindringen einer breiten Vielfalt von Bakterien und Parasiten. So schützen uns z. B. die Pigmente in unserer Haut bis zu einem gewissen Grade vor Schäden durch übermäßige Sonneneinstrahlung, und mit bestimmten Reflexmechanismen reagieren wir unmittelbar und automatisch auf das Nahen einer Gefahr. Das Zukneifen des Auges im Moment, wenn ein Fremdkörper es berührt, ist dafür ein typisches Beispiel.

Bei einheitlichen Lebensbedingungen leiden Menschen verschiedener Abstammung und verschiedener Rassenzugehörigkeit gewöhnlich unter den gleichen Krankheiten. Menschen gleicher Rassenzugehörigkeit haben dagegen bei unterschiedlichen Lebensbedingungen auch unterschiedliche Krankheiten, je nachdem, welchen schädlichen Umwelteinflüssen sie in ihrer jeweiligen Umgebung ausgesetzt sind.

## Das Gleichgewicht in der Gesundheit

Allzuoft wird eine Krankheit nur als das Endergebnis schädlicher Einflüsse gesehen, wobei die Faktoren, die vor einer Krankheit schützen, ganz außer acht gelassen werden. Krankheit und Gesundheit hängen ab vom Gleichgewicht zwischen gesundheitsfördernden und gesundheitsschädlichen Einflüssen, d. h. vom Gleichgewicht zwischen der Wirkung uns angreifender Kräfte und der Fähigkeit unseres Körpers, sich dagegen zu verteidigen. Ein guter Vergleich hierzu ist das Bild zweier gegeneinander zu Felde ziehender Armeen. Große Verluste der einen Seite nehmen genauso Einfluß auf den Ausgang der Schlacht wie eine Verstärkung auf der Gegenseite. Wenn uns auch unsere Abwehrkräfte im allgemeinen zu einem Gutteil von Geburt an mitgegeben sind, können wir darüber hinaus auch besonderen Schutz gegen spezifische Krankheiten entwickeln, wenn

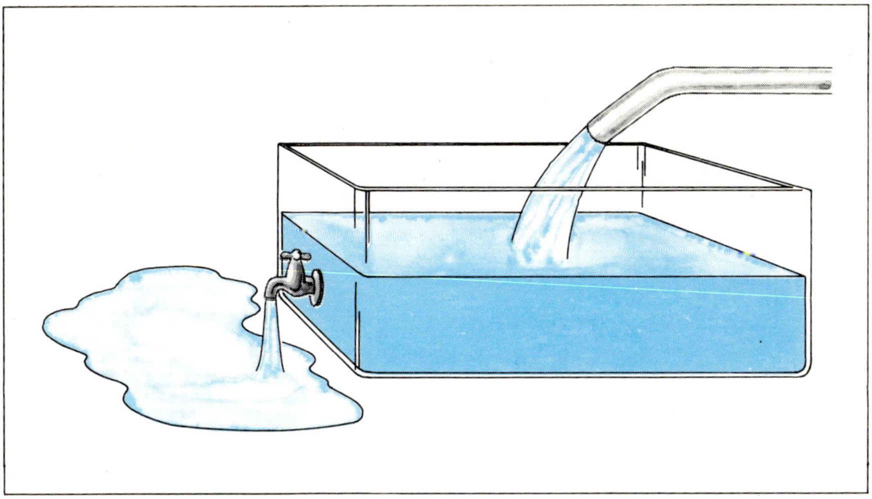

Abb. 1 Das Risiko einer Erkrankung, hier dargestellt durch den Wasserspiegel im Becken, hängt ab von der Menge des zu- bzw. abfließenden Wassers, d. h. vom Mengenverhältnis zwischen verursachenden und schützenden Faktoren.

wir einmal Angriffen von den Organismen, die diese Krankheiten verursachen, erfolgreich entgegengetreten sind.

Wie es sich mit den angreifenden und abwehrenden Kräften in unserem Körper verhält, läßt sich am besten am Bild eines Wasserbeckens erklären (s. Abb. 1), in das oben aus einem Zulauf Wasser hineinläuft und unten durch einen Hahn wieder abfließt. Der Wasserspiegel im Becken richtet sich danach, wieviel Wasser jeweils zu- bzw. abfließt. Sehen wir hier das einlaufende Wasser als Krankheitserreger und das durch den unteren Hahn ablaufende als die Abwehrkräfte des Körpers, entspräche somit der Wasserstand im Becken dem Risiko einer Erkrankung: je höher dieser Wasserstand, desto größer das Risiko, krank zu werden. Stärkeres Zulaufen des Wassers hat die gleiche Wirkung wie schwächeres Abfließen, und umgekehrt.

Entsprechende Behörden wie z. B. die „Food and Drug Administration“ in den Vereinigten Staaten handeln richtig, wenn sie sorgfältig darüber wachen, daß unseren Lebensmitteln keine potentiell schädlichen Substanzen zugesetzt werden. Aber wieviel wird über das Entfernen potentiell schützender Bestandteile aus unserer Nahrung nachgedacht?

Menschen und Tiere sind gleichermaßen veranlagt, sich auf feindliche Elemente in ihrer Umwelt einzustellen, so daß sie mit der Zeit schließlich entsprechende Schutzmechanismen gegen sie entwickeln. Bei Tieren etwa gibt es Färbungen des Fells oder des Gefieders, mit denen sie sich ihrer Umgebung anpassen, und die ihnen Schutz durch Tarnung gewähren.

Menschen und Tiere, die Auswirkungen einer lebensfeindlichen Umwelt normalerweise nicht ausgesetzt sind, benötigen auch keinen besonderen Schutz gegen sie. Es geht ihnen wie den Menschen auf der linken Seite des

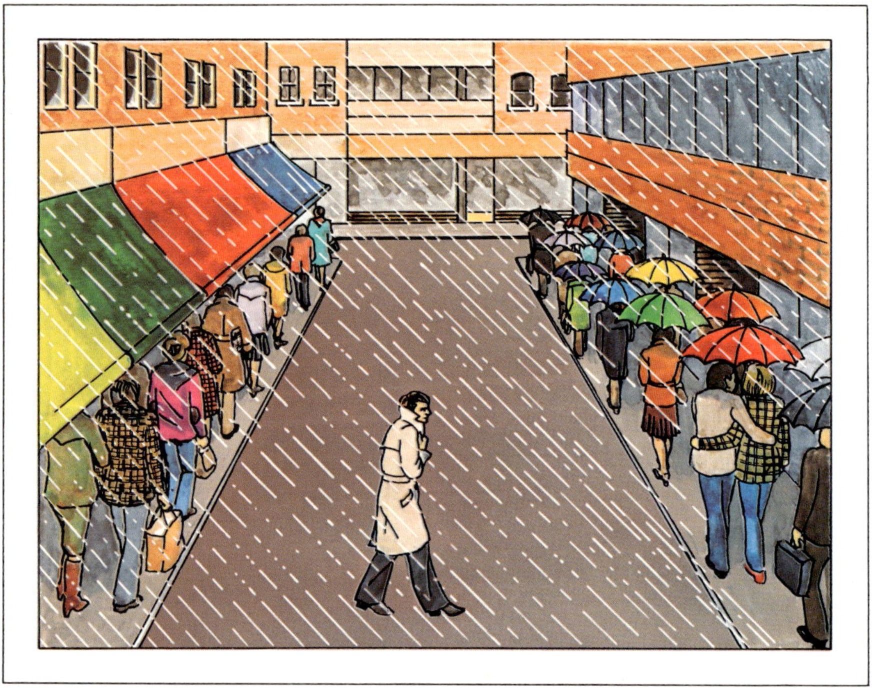

Abb. 2

obigen Bildes (Abb. 2), die unter den schützenden Markisen gehen und damit keinen Schirm brauchen, um sich vor dem Regen zu schützen. Es regnet, und Regentropfen fallen auf die, die auf der rechten Straßenseite gehen; aber die Menschen dort werden nicht naß, weil sie sich einen Schutz in Form von Regenschirmen beschafft haben. Verläßt nun jemand ohne Schirm die Schutzdächer und geht hinaus in den Regen, wird er naß. Der Regen in unserem Bild soll Lebensbedingungen darstellen, die die Entstehung einer Krankheit verursachen können. Die Menschen unter den schützenden Markisen sind diesen Bedingungen nicht ausgesetzt und werden nicht naß, d. h. nicht krank. Auch wer sich in den widrigen Verhältnissen bewegt, dazu aber den Schutz der Immunität in Form eines Regenschirms erworben hat, bleibt trocken, d. h. gesund. Diejenigen, die sich den schädlichen Umweltbedingungen aussetzen, ohne über einen entsprechenden Schutz zu verfügen, werden naß, d. h. sie werden erkranken.

Manche Menschen sind aufgrund einer ererbten Anlage bestimmten krankheitserregenden Einflüssen gegenüber besonders empfänglich. Wenn wir uns noch einmal den bildlichen Vergleich unserer Umwelt mit dem Regen und den Abwehrkräften unseres Körpers gegen Krankheiten mit einem Regenschirm vor Augen halten, wird klar erkenntlich, daß die Wahrscheinlichkeit, trocken zu bleiben, nicht nur davon abhängt, ob wir überhaupt einen Regenschirm besitzen, sondern auch davon, wie groß

dieser Regenschirm ist, d. h. also vom Ausmaß unseres Schutzes gegen die feindliche Umwelt. Das Wissen um dieses Prinzip der Anpassung an die Umwelt ist von grundlegender Bedeutung für das Verständnis dieses Buches, das sich mit den typischen Krankheiten der modernen westlichen Industriegesellschaften befaßt.
Wie oben bereits festgehalten wurde, ist Krankheit meist durch Umweltfaktoren bedingt. Selbst angeborene Fehlbildungen können auf die Wirkung schädlicher Einflüsse während der Entwicklung im Mutterleib zurückzuführen sein. Ein typisches Beispiel hierfür sind die tragischen Fälle von Mißbildungen bei neugeborenen Kindern, die durch die Einnahme von Contergan mit dem schädlichen Wirkstoff Thalidomid durch die Mutter während der Schwangerschaft verursacht wurden. Außerdem gibt es eine Reihe von Krankheiten, die von den Eltern auf die Kinder vererbt werden.

## Verändertes Krankheitspanorama

An der Entstehung von Krankheiten sind die verschiedensten Umweltfaktoren beteiligt. Die Hauptursache sind Infektionen durch Bakterien und Parasiten verschiedenen Typs. Wodurch die verschiedenen Infektionskrankheiten hervorgerufen werden, ist heute im großen und ganzen bekannt, und so ist es durch entschlossenes Vorgehen gelungen, die meisten dieser Krankheiten in den Griff zu bekommen. Aufgrund dieser Entwicklungen hat sich das Krankheitsmuster in den westlichen Industrie- und Wohlstandsländern in den letzten hundert Jahren entscheidend gewandelt. Damals waren Infektionskrankheiten wie Lungenentzündung, Magen-Darm-Erkrankungen, Diphtherie, Tuberkulose und Meningitis (Hirnhautentzündung) die bei weitem häufigsten Krankheits- und Todesursachen. Heute enden diese Krankheiten bei uns nur selten tödlich. In den Ländern der Dritten Welt jedoch gelten diese und andere Infektionskrankheiten weiterhin als die Hauptursache für Krankheit und Tod.
Als größte Gesundheitsgefährdung und gegenwärtig häufigste Todesursache in den Industrie- und Wohlstandsländern gelten die nichtinfektiösen Krankheiten, deren Ursachen immer noch unbekannt sind bzw. erst in jüngster Vergangenheit erforscht werden konnten. Dazu zählen Krebs, Gefäßkrankheiten und andere sogenannte „degenerative“ Erkrankungen. In den Entwicklungsländern sind alle diese Krankheiten selten, selbst bei älteren Menschen.

## Bewertung der Ursachen

Man muß sich darüber klar sein, daß viele verschiedene Faktoren zum Entstehen einer Krankheit beitragen können. Die Erkrankung der Herzkranzgefäße bietet hierfür wohl ein gutes Beispiel. Rauchen und Fettverzehr in großen Mengen gelten vor allem beim Mann als hohe Risikofaktoren, wohingegen körperlicher Betätigung und einer ballaststoffreichen

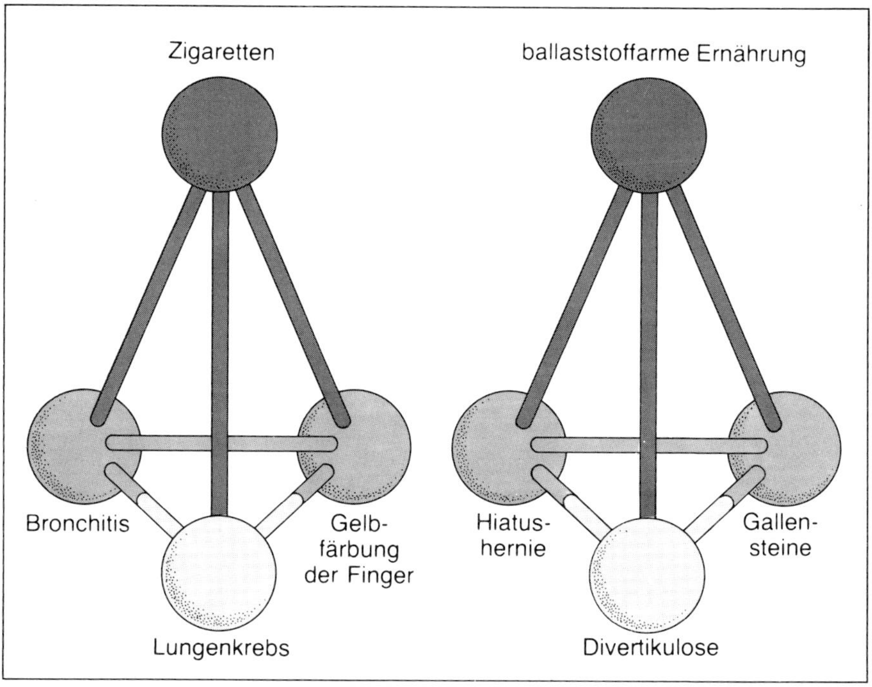


Abb. 3 Verschiedene Auswirkungen einer gemeinsamen Ursache stehen miteinander in Zusammenhang.

Ernährung eine vorbeugende Wirkung zugeschrieben wird. Ein bestimmtes Krankheitsrisiko kann man dadurch verringern, daß man die Hauptursache beseitigt. So wird zwar durch das Aufgeben des Rauchens die Gefahr an Lungenkrebs zu erkranken erheblich kleiner, jedoch nicht völlig ausgeschaltet, weil diese Krankheit auch noch von anderen Faktoren abhängig ist. Sämtliche Auswirkungen eines krankheitserregenden Faktors stehen in Beziehung zueinander. Dementsprechend deuten Zusammenhänge zwischen verschiedenen Krankheitsbildern auf eine gemeinsame Ursache hin (s. Abb. 3).

Der Vergleich mit einer Waage soll hier das Verständnis des Zusammenspiels erleichtern. Wir stellen uns vor, in der einen Waagschale liegen die verursachenden Faktoren einer bestimmten Krankheit und in der anderen die verschiedenen Schutzfaktoren. Wiegen die verursachenden Faktoren schwerer als die vorhandenen Schutzwirkungen, neigt sich die Waage – es kommt zu einer Erkrankung.

Nun können aber nicht nur mehrere verschiedene Faktoren zur Entstehung einer einzigen Krankheit beitragen, auch ein einziger Faktor kann das Entstehen einer Reihe von scheinbar unterschiedlichen Krankheiten bewirken; unter bestimmten Umständen können sie als verschiedene Erscheinungsformen derselben Krankheit gesehen werden, da sie alle auf eine Ursache zurückzuführen sind. Typhus z. B., eine in den westlichen

Industrieländern früher und in tropischen Regionen auch heute immer noch weit verbreitete Krankheit, kann viele verschiedene Erscheinungsformen haben; manche treten erst auf, wenn die akute Phase der Krankheit schon lange vorbei ist. Eine Typhusinfektion verursacht nicht nur Fieber, Hautausschlag, Bauchbeschwerden und Blutveränderungen im Frühstadium, sondern führt darüber hinaus zu Spätfolgen wie Knochenveränderungen, Gallenblasenerkrankungen und Arthritis. Diese Krankheitserscheinungen hat man früher wahrscheinlich als unabhängig voneinander auftretende Krankheiten gesehen, bevor die allen gemeinsame Ursache – die Infektion mit dem Typhuserreger – entdeckt worden war. Als diese Ursache gefunden war, konnte auch ein entsprechender Schutz gegen die Krankheit entwickelt werden.

Ich werde an späterer Stelle in diesem Buch noch einmal auf diese eben dargestellten Grundlagen und die dazugehörenden Abbildungen zurückkommen und zeigen, daß sie für die Suche nach den Ursachen einiger unserer häufigsten Krankheiten und nach entsprechenden Vorbeugungsmaßnahmen von entscheidender Bedeutung sind.

# 2 Die Rolle der Umwelt

## Was dient unserer Gesundheit?

Die Lebenserwartung ist in den westlichen Industrieländern heute viel größer als noch vor etwa hundert Jahren. Das ist aber eher auf eine gute Wasserversorgung, sachgemäße Abfallbeseitigung, bessere Ernährung sowie genügend Kleidung und Wohnraum zurückzuführen als auf die Erfolge der therapeutischen Medizin. Während sich die Kindersterblichkeit seit Beginn des 20. Jahrhunderts erheblich verringerte, ist die Lebenserwartung vom mittleren Alter an gerechnet kaum gestiegen (s. Abb. 4). Schuld daran sind zum großen Teil Krankheiten, die bis vor kurzem noch relativ unbekannt waren und mittlerweile zur häufigsten Todesursache geworden sind. Dazu gehören auch jene Krankheiten, um die es in diesem Buch geht.

Im Jahre 1950 wurde in Australien statistisch gesehen weniger als ein ärztliches Rezept pro Person ausgestellt, heute sind es mehr als zehn im Jahr. Dennoch ist es in diesem Zeitraum nicht zu einem spürbaren Anstieg der Lebenserwartung für das mittlere Lebensalter gekommen, obwohl es heute weit mehr wirksame Arzneimittel zur Infektionsbekämpfung gibt.

Zwar hat die Entdeckung bestimmter Arzneimittel entscheidende Fortschritte in der Krankheitsbekämpfung gebracht, doch hatten, bevor moderne Medikamente zur Verfügung standen, Verbesserungen in der Versorgung der Bevölkerung mit Nahrungsmitteln, Wohnraum und ärztlicher Betreuung zu einer deutlichen Senkung des Sterbealters geführt.

In den Industrie- und Wohlstandsländern gehören durch bakterielle Infektionen hervorgerufene Krankheiten heute anders als vor etwa hundert Jahren nicht mehr zu den Haupttodesursachen. Für Tod oder Arbeitsunfähigkeit sind heute größtenteils die sogenannten degenerativen Krankheiten verantwortlich zu machen. Da nun, wie sich herausgestellt hat, diese Krankheiten bei älteren Bevölkerungsgruppen in den weniger entwickelten Regionen der Erde nicht vorkommen, kann der Begriff „degenerative Krankheiten" nicht so ohne weiteres weiterverwendet werden. Verbesserte Hygiene und eine bessere Versorgung mit reinem Wasser und Milch sowie eine gute Ernährung haben zusammen mit Arzneimitteln von größerer Wirksamkeit viel zum erfolgreichen Kampf gegen Infektionskrankheiten beigetragen. Es ist zu begrüßen, daß sich heute die Einstellung zu den Krankheiten unserer Tage in sehr sinnvoller Weise geändert hat; dies ist ein Schritt in die richtige Richtung und wird zur Aufdeckung der Ursachen der nicht-infektiösen Krankheiten beitragen.

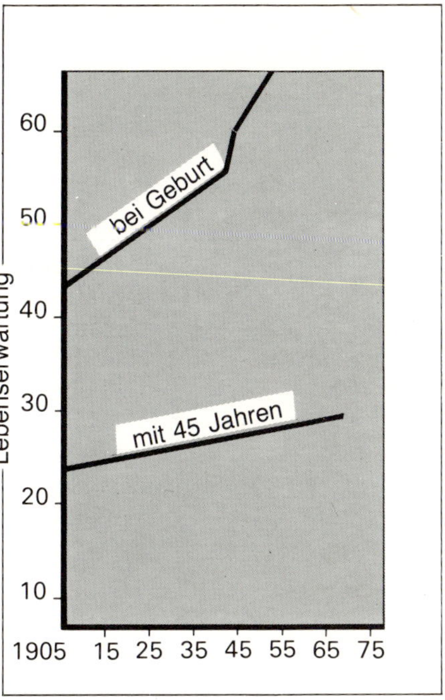


Abb. 4a Anstieg der Lebenserwartung bei Geburt als Folge des Rückgangs der Kindersterblichkeit in den Jahren von 1905 bis 1975.

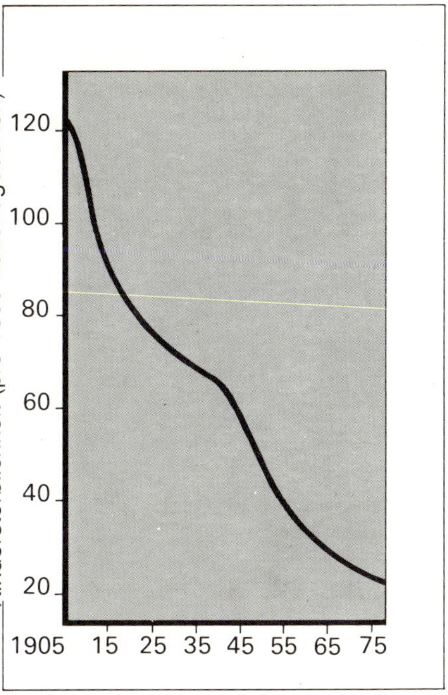


Abb. 4b Rückgang der Kindersterblichkeit in England und Wales von 1905 bis 1975.

## Geographische Häufigkeitsverteilung – der Schlüssel zur Entdeckung von Krankheitsursachen

Die meisten Krankheiten werden durch schädliche Umweltfaktoren verursacht. Die Häufigkeit einer Krankheit in einer bestimmten Region oder in einer bestimmten Bevölkerungsgruppe kann somit als Hinweis auf einen lokal vorhandenen ursächlichen Faktor gesehen werden. Wenn Menschen, die verschiedenen Rassen angehören, aber in der gleichen Umgebung leben, unter einer bestimmten Krankheit leiden, diese Krankheit aber bei an verschiedenen Orten lebenden Menschen derselben Rassenzugehörigkeit nicht auftritt, so liegt der Schluß nahe, daß nach der Ursache dieser Krankheit in der Umwelt und nicht in der genetischen Disposition der einzelnen Menschen gesucht werden muß.
Die Wissenschaft von der geographischen und sozioökonomischen Verteilung von Krankheiten ist die Epidemiologie. Einer der vielversprechendsten Ansätze, die Ursache einer bestimmten Krankheit zu entdecken, besteht darin, sich das entsprechende geographische Verteilungsmuster

anzusehen und dann nach möglichen krankheitsverursachenden Faktoren in den Gebieten mit gleicher Häufigkeit zu suchen. Mit diesem Verfahren erhält man viele wichtige Hinweise. Haben zwei oder mehr Krankheiten die gleiche Ursache, werden sie die gleiche geographische bzw. sozioökonomische Verteilung aufweisen, und wenn sich bei zwei verschiedenen Krankheiten dieselben geographischen Verteilungsmuster ergeben, kann man annehmen, daß sie wahrscheinlich zumindest teilweise auf eine gemeinsame Ursache zurückzuführen sind. Ein klassisches Beispiel dafür, wie der epidemiologische Ansatz zum Erfolg führt, ist die Entdeckung des Verursacherprinzips bei Cholera durch JOHN SNOW gewesen. Während einer Choleraepidemie markierte SNOW die Häufigkeit der Krankheitsfälle auf einer Straßenkarte von London und suchte dann nach dem einen verursachenden Faktor, durch den alle seine Markierungspunkte möglicherweise verbunden waren. SNOW fand heraus, daß überall Wasser aus einer bestimmten Straßenpumpe in der Broad Street bezogen wurde. Das Wasser dieser Leitung wurde unterhalb der Einmündung eines Abwasserrohres aus der Themse entnommen und war somit durch menschliche Ausscheidungen verseucht. Der eigentliche Erreger der Cholera selbst wurde erst viele Jahre später entdeckt.

Ein anderes Beispiel der Entdeckung einer Krankheitsursache über die Beziehung zwischen räumlicher Verteilung und entsprechenden lokal vorhandenen Umweltfaktoren bietet die Krebsforschung. Vor mehr als hundert Jahren fiel dem Arzt Sir PERCIVAL POTT auf, daß die meisten älteren Männer, die mit Hautkrebs zu ihm kamen, in ihren jungen Jahren als Schornsteinfeger gearbeitet hatten – damals ließ man Kinder in die engen Kamine klettern, um den dort festgesetzten Ruß zu entfernen. Er stellte den Zusammenhang zwischen Krebs und dem Kontakt mit rußiger Kleidung her, lange bevor bekannt wurde, daß Ruß Substanzen enthält, von denen eine höchst gefährliche karzinogene (krebserregende) Wirkung ausgehen kann.

SNOW und POTT haben auf ursächliche Zusammenhänge zwischen Krankheiten und bestimmten Umweltfaktoren hingewiesen, lange bevor die Art und Weise, wie diese die Entstehung einer Krankheit bewirken konnten, aufgedeckt war. Sie konnten damit also vorbeugende Maßnahmen empfehlen, bevor durch die weitere Forschung der wissenschaftliche Nachweis erbracht war, daß die in Verdacht geratenen Umweltfaktoren tatsächlich für die mit ihnen in Verbindung gebrachten Erkrankungen verantwortlich waren.

## Zusammenhänge zwischen verschiedenen Krankheiten

Gelegentlich werden verschiedene Krankheiten durch dieselben Ursachen hervorgerufen und treten demzufolge auch bei denselben Menschen auf. Typhus, eine Krankheit, die in Kap. 1 schon einmal erwähnt wurde, ist hierfür ein typisches Beispiel. Die Beobachtung, daß die vielen verschiedenen klinischen Manifestationsformen dieser Krankheit immer wieder

bei denselben Patienten auftraten, ließ eine gemeinsame Ursache vermuten.
Folgt auf eine Krankheit eine weitere, wird manchmal fälschlicherweise angenommen, daß die zweite durch die zuerst festgestellte verursacht worden, also eine Komplikation der ersten sei. Es könnte jedoch genauso gut sein, daß beide Krankheiten auf eine gemeinsame Ursache zurückzuführen sind und daß das Erkennbarwerden der zweiten Krankheit einfach mehr Zeit erfordert. Es ist zum einen also möglich, daß der Faktor X die Krankheit A auslöst, und dann durch A die Krankheit B entsteht.

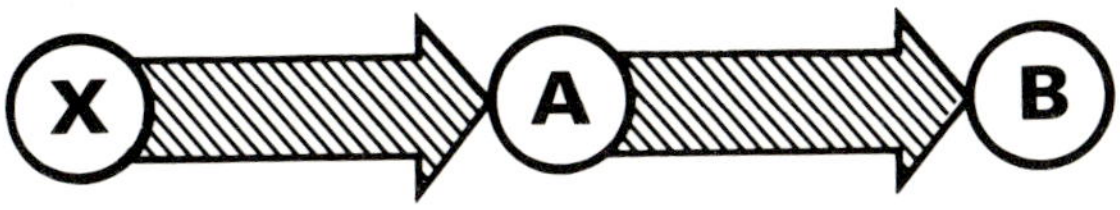


Zum anderen können A und B aber auch unabhängig voneinander in Reaktion auf die Wirkung des Faktors X entstanden sein.

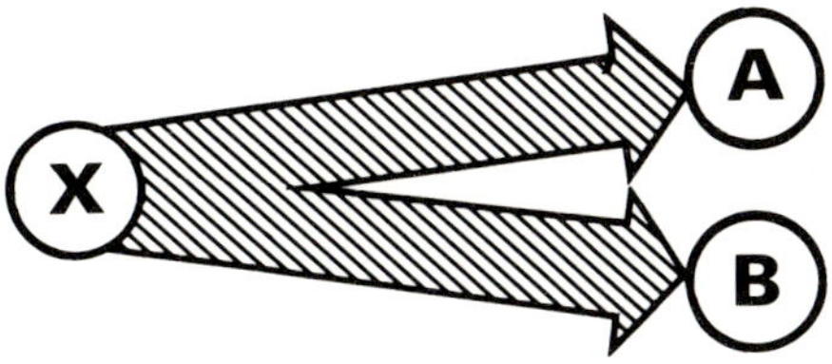


Nun muß man natürlich auf der Suche nach dem Faktor X nach möglichen Zusammenhängen zwischen Umweltbedingungen und den hier durch A und B vertretenen Krankheiten Ausschau halten. Bei manchen Ländern könnte das vermehrte Auftreten von Lungenkrebs mit der steigenden Anzahl von Fernsehgeräten in Zusammenhang gebracht werden, doch das hieße noch lange nicht, daß nun Fernsehen zwingend zu Lungenkrebs führen muß. Holen wir uns in diesem Zusammenhang noch einmal das Bild von dem Wasserbecken ins Gedächtnis zurück: wenn der obere Zulauf kein Wasser führt, kann der Wasserstand im Becken durch diese Zuleitung nicht beeinflußt werden. Fließt aber Wasser durch diese Leitung, steigt der Wasserstand im Becken, und es besteht ein ursächlicher Zusammenhang zwischen Wasserleitung und Wasserstand im Becken, was im ersten Fall nicht gegeben war.
Ausgehend von der Tatsache, daß die Lebenserwartung bei Geburt in den ärmeren Ländern nur bei etwa 40 Jahren liegt, wird oft fälschlicherweise angenommen, daß es deswegen dort auch nur eine geringe Anzahl älterer Menschen gibt. Die geringe Lebenserwartung in diesen Ländern ist jedoch hauptsächlich auf die hohe Kindersterblichkeit zurückzuführen und weniger auf eine hohe Sterbenswahrscheinlichkeit in den mittleren Lebensjahren. Wenn auch in der Dritten Welt bedeutend weniger alte Menschen leben als in den Industrie- und Wohlstandsländern, handelt es sich absolut gesehen immer noch um eine sehr große Zahl. Das seltene Vorkommen einer ganzen Reihe von in diesem Buch angesprochenen

Krankheiten läßt sich also nicht mit dem angeblich zu geringen Anteil von älteren Menschen an der Gesamtbevölkerung der Dritten Welt erklären.

Ein Vergleich der Altersstruktur der Bevölkerungen Indiens und der USA macht deutlich, daß eine im Geburtsalter vergleichsweise niedrige Lebenserwartung weniger auf frühes Sterben im Erwachsenenalter zurückzuführen ist als vielmehr auf eine hohe Kindersterblichkeit. Wenn es auch absolut gesehen in den ärmeren Ländern weniger alte Menschen gibt als in den westlichen Industriestaaten, ist doch der Anteil der über 50jährigen an der Gesamtbevölkerung in den Vereinigten Staaten nur etwa zweieinhalbmal so groß und damit verhältnismäßig niedrig, weil dort ja viel mehr Menschen das Erwachsenenalter erreichen. Wenn eine typische Alterskrankheit in den westlichen Industrieländern etwa dreimal so häufig vorkommt wie bei der Landbevölkerung in den weniger entwickelten Regionen der Erde, dann liegt das wohl tatsächlich in der unterschiedlichen Altersstruktur der Bevölkerung begründet. Wenn aber diese Krankheit in den Industrieländern zehn- bis hundertmal so oft vorkommt, wie es nämlich bei den in diesem Buch beschriebenen Krankheiten der Fall ist, müssen die Ursachen anderswo zu suchen sein.

Unter diesem Gesichtspunkt werden wir uns im folgenden Kapitel die weltweite geographische Häufigkeitsverteilung einiger typisch westlicher Zivilisationskrankheiten anschauen und ihr Vorkommen in Industrie- und Entwicklungsländern miteinander vergleichen.

# 3 Lassen sich einige unserer häufigsten Krankheiten verhindern?

## Internationaler Vergleich

Untersucht man einmal, wie oft eigentlich einige der bei uns am weitesten verbreiteten Krankheiten in anderen Regionen der Welt vorkommen, werden große Unterschiede offenbar. Wir wollen uns in diesem Kapitel näher mit ihnen befassen. Mögliche Gründe zur Erklärung der unterschiedlichen Häufigkeiten werden jedoch erst Gegenstand der Kap. 4 und 5 sein.

### Koronare Herzkrankheit

Die koronare Herzkrankheit ist heute in den westlichen Industrieländern zur häufigsten Todesursache geworden. Etwa 25% der Bevölkerung fallen ihr zum Opfer. Ältere Frauen sind hierbei in zunehmendem Maße betroffen. Bis zum Ersten Weltkrieg kam die koronare Herzkrankheit selbst in den westlichen Industriestaaten selten vor. Bei der afrikanischen Landbevölkerung ist sie selbst heute nahezu unbekannt und gilt auch in den meisten Dorfgemeinschaften Asiens als ungewöhnlich. In afrikanischen Städten kommen gelegentlich Fälle vor, aber es ist dann immer der von der westlichen Kultur am stärksten beeinflußte Teil der Bevölkerung betroffen. Vor gut vierzig Jahren etwa trat die Krankheit bei weißen Amerikanern viel häufiger auf als bei den schwarzen Bevölkerungsteilen; mittlerweile sind unter ähnlichen Lebensbedingungen Schwarze und Weiße praktisch in gleichem Maße betroffen.

### Gallensteine

Die Entfernung der Gallenblase ist heutzutage in den westlichen Ländern eine der am häufigsten durchgeführten Bauchoperationen, Gallensteine sind seit der Jahrhundertwende immer häufiger geworden. In Afrika sind sie dagegen überaus selten. Es gibt dort viele Krankenhäuser, die in zehn Jahren nicht einen Patienten mit Gallensteinen zu verzeichnen hatten. Häufiger als bei allen anderen ethnischen Gruppen treten Gallensteine beim Stamm der Pima-Indianer auf, der im Südwesten der Vereinigten Staaten beheimatet ist. Über 70% der Frauen dieses Stammes im Alter zwischen 25 und 40 Jahren leiden unter Gallensteinen. In den meisten westlichen Industrieländern finden sich Gallensteine bei über 20% der Frauen über 30.

### Divertikulose des Dickdarms

Die Divertikulose ist die häufigste Störung der Dickdarmfunktion. Sie tritt – wenn auch meist symptomfrei – bei 10% der Bevölkerung über 40

Jahren und bei einem Drittel aller über 60jährigen Menschen auf. Selbst in den westlichen Industrieländern ist die Divertikulose in der Literatur vor Ende der 20er Jahre selten erwähnt worden. In den ländlichen Bevölkerungsgruppen der Dritten Welt ist dies die am wenigsten bekannte westliche Zivilisationskrankheit. In Afrika und Asien ist sie fast gänzlich unbekannt. Die wenigen in asiatischen Ländern bekannt gewordenen Fälle waren zum großen Teil den obersten Gesellschaftschichten zuzuordnen. Selbst aus großen Universitätskliniken in Indien wird nur über gelegentliches Vorkommen berichtet.

**Blinddarmentzündung (Appendizitis)**

Eine Blinddarmentzündung ist der häufigste Grund für Notfalloperationen des Bauches. Bei einem Achtel der Bevölkerung muß der Blinddarm vor Erreichen der mittleren Lebensjahre entfernt werden. Genau wie bei den anderen oben bereits angesprochenen Beschwerden ist auch die Anzahl der Blinddarmentzündungen im ersten Teil dieses Jahrhunderts stark angestiegen, hat sich aber danach auf einem ziemlich stabilen Niveau eingependelt. Zur Zeit der Lebensmittelrationierung im Zweiten Weltkrieg wurden Blinddarmentzündungen wieder seltener, in Kriegsgefangenenlagern kamen sie überhaupt nicht vor.

In Afrika und Asien ist Blinddarmentzündung eine Krankheit der städtischen Bevölkerung und der oberen sozialen Schichten, bei der bäuerlichen Landbevölkerung kommt sie dagegen selten vor. Wir gaben unseren ugandischen Ärzten in der Ausbildung immer die Faustregel mit auf den Weg, mit der Diagnose einer Blinddarmentzündung generell sehr zurückhaltend zu sein, es sei denn, der Patient war der englischen Sprache mächtig – das war nämlich der entscheidende Hinweis auf Kontakte mit der westlichen Kultur!

Früher, als in Großbritannien das Essen in den Gefängnissen viel gröber und rauher war als die normale Durchschnittskost, kamen Blinddarmentzündungen bei den Gefangenen nicht so oft vor wie bei der Normalbevölkerung.

Wahrscheinlich gab es bei den Negersklaven, die aus dem afrikanischen Landesinnern nach Amerika gebracht wurden, auch keine Blinddarmentzündungen. Vor 40 oder 50 Jahren aber war eine Blinddarmentzündung auch bei den schwarzen Amerikanern schon eine relativ häufige Krankheit geworden, und heute kommt sie bei den Schwarzen genauso oft vor wie bei den Weißen.

**Hiatushernie**

Bei der Hiatushernie ist der obere Anteil des Magens durch die Öffnung im Zwerchfell (Diaphragma), durch die normalerweise die Speiseröhre (Ösophagus) läuft, in den Brustraum nach oben gestülpt (s. Abb. 24). Sie kann für diagnostische Zwecke mittels einer Röntgenkontrastuntersuchung bildlich dargestellt werden. Der Patient nimmt dazu einen bariumhaltigen, schattengebenden Brei zu sich und wird direkt danach durchleuchtet. Mit einer solchen Kontrastmitteldarstellung läßt sich bei einem Fünftel aller Erwachsenen eine Hiatushernie feststellen. Meist macht sie sich nämlich nicht durch besondere Symptome bemerkbar. Viele Patienten klagen jedoch über Sodbrennen, das bei Vorliegen einer Hiatushernie durch den Rücklauf von Magensäure in die Speiseröhre entstehen kann. Bei Menschen, die auch heute noch ihrer traditionellen Lebensweise verhaftet sind, treten Hiatushernien äußerst selten auf. Eine in Westafrika durchgeführte radiologische Studie über das Vorkommen von Hiatushernien erbrachte nur vier erkrankte Fälle bei über 1000 untersuchten Personen. Aus anderen Teilen Afrikas sind ähnliche Zahlen bekannt geworden. In asiatischen Ländern kommen Hiatushernien geringfügig häufiger vor, sind aber im direkten Vergleich mit den westlichen Ländern immer noch selten.

## Krampfadern (Varizen)

Eine entsprechende in einer Gemeinde des US-Bundesstaates Michigan durchgeführte Untersuchung ergab, daß 44% der Frauen im Alter zwischen 30 und 50 unter Krampfadern leiden. Bei den Männern waren es dagegen nur 24%. Im Alter über 50 betrug der Prozentsatz 64% bei Frauen und 42% bei den Männern. Krampfadern sind in den Entwicklungsländern längst nicht so weit verbreitet und sogar extrem selten bei Menschen, die nur in sehr geringem Ausmaß mit der westlichen Zivilisation in Berührung gekommen sind. Bei der ländlichen Bevölkerung Afrikas und Indiens leiden schätzungsweise nicht einmal 5% unter Krampfadern, und bei verschiedenen Bevölkerungsgruppen der pazifischen Inselwelt läßt sich ihr Vorkommen in einem direkten Zusammenhang mit dem Ausmaß ihres Kontakts mit der westlichen Lebensart stellen. Noch häufiger als bei weißen Frauen sind Krampfadern bei den Maori-Frauen auf Neuseeland. Heute sind sie bei schwarzen und weißen Frauen gleich häufig.

In Asien treten Krampfadern häufiger bei den Fahrern der muskelbetriebenen Dreirad-Personentaxis auf als etwa bei Friseuren, die immerhin ihre Arbeit vorwiegend im Stehen verrichten müssen, denn es kommt bei den Dreirad-Taxifahrern zu einem gewaltigen Druckanstieg im Bauchraum, wenn sie in die Pedale treten. An diesem Beispiel kann man deutlich sehen, daß Umweltfaktoren bei der Entstehung von Krampfadern eine größere Rolle spielen als bestimmte erbliche Veranlagungen.

## Hämorrhoiden

Hämorrhoiden gehören zu den am meisten verbreiteten Leiden in der westlichen Welt. In den Vereinigten Staaten soll die Hälfte aller Einwohner über 50 von Hämorrhoiden betroffen sein. In den Ländern der Dritten Welt sind sie dagegen weit weniger verbreitet und kommen bei noch im Stammesverband lebenden Bevölkerungsgruppen relativ selten vor.

### Dickdarmkrebs

Abgesehen von Lungenkrebs ist heute in Nordamerika und Großbritannien Dickdarmkrebs die häufigste Todesursache durch Krebs. Keine andere Krebsart ist so eng mit dem Aufschwung wirtschaftlicher Entwicklung und mit der Einführung westlicher Lebensformen verknüpft. Bei der Bevölkerung der westlichen Industrie- und Wohlstandsländer ist Darmkrebs weitaus häufiger als in der Dritten Welt.

In Nordamerika gibt es zwei Glaubensgemeinschaften, bei denen Darmkrebs um ein Drittel weniger vorkommt als bei der übrigen nordamerikanischen Bevölkerung. Es handelt sich einmal um die Siebenten-Tags-Adventisten, die sich vorwiegend vegetarisch ernähren, und zum andern um die Mormonen, die normale Kost zu sich nehmen. Auch das Risiko der koronaren Herzkrankheit ist bei diesen beiden Gruppen vergleichsweise gering; überdies gibt es, da bei ihnen nicht geraucht wird, fast überhaupt keinen Lungenkrebs.

Trotz des vergleichbaren kulturellen Hintergrunds belaufen sich die bei der finnischen Landbevölkerung insgesamt auftretenden Fälle von Darmkrebs auf nur etwa ein Viertel der entsprechenden Zahlen der in Kopenhagen lebenden Dänen oder der New Yorker Bevölkerung.

### Zuckerkrankheit (Diabetes)

Die Zuckerkrankheit ist die häufigste Erkrankung der Bauchspeicheldrüse. Unter ihr leiden, wenn auch oft unerkannt, etwa 5% der erwachsenen Bevölkerung Großbritanniens unter 50 und etwa 15% der über 50jährigen. (Das entspricht in etwa auch dem mitteleuropäischen Durchschnitt.) Bis heute ist von Volksstämmen, die noch als reine Jäger und Sammler bezeichnet werden können, also z. B. von afrikanischen Buschnegern oder den finnischen Lappen, noch nichts über Fälle von Diabetes berichtet worden. Die kleine Pazifikinsel Nauru jedoch bietet das beste Beispiel für den engen Zusammenhang zwischen Zuckerkrankheit und einem Lebensstil moderner westlicher Prägung. Vor einigen Jahren nämlich wurde dort die Entdeckung gemacht, daß es auf der ganzen Insel reiche Phosphatlager von großer wirtschaftlicher Bedeutung gibt. Aufgrund dieser Bodenschätze gehört das Inselvolk zu den reichsten Bevölkerungsgruppen in der Welt überhaupt. Es wird Nahrung westlicher Herkunft und Prägung importiert, das Leben ist geruhsam, und bereits heute leiden mehr als 30% der Inselbevölkerung über 15 Jahren an der Zuckerkrankheit, die früher auf Nauru genauso selten war wie auf anderen Pazifikinseln. Auch Fälle von Blinddarmentzündungen häufen sich, eine Erkrankung, die verhältnismäßig rasch nach dem ersten Kontakt mit westlicher Kultur um sich greift. Mit fast an Sicherheit grenzender Wahrscheinlichkeit wird es mit der Zeit auch Fälle der koronaren Herzkrankheit geben und zu vermehrtem Auftreten von Gallensteinen kommen. Beschwerden wie Hiatushernien oder Darmdivertikulosen werden jedoch frühestens in der nächsten Generation erwartet.

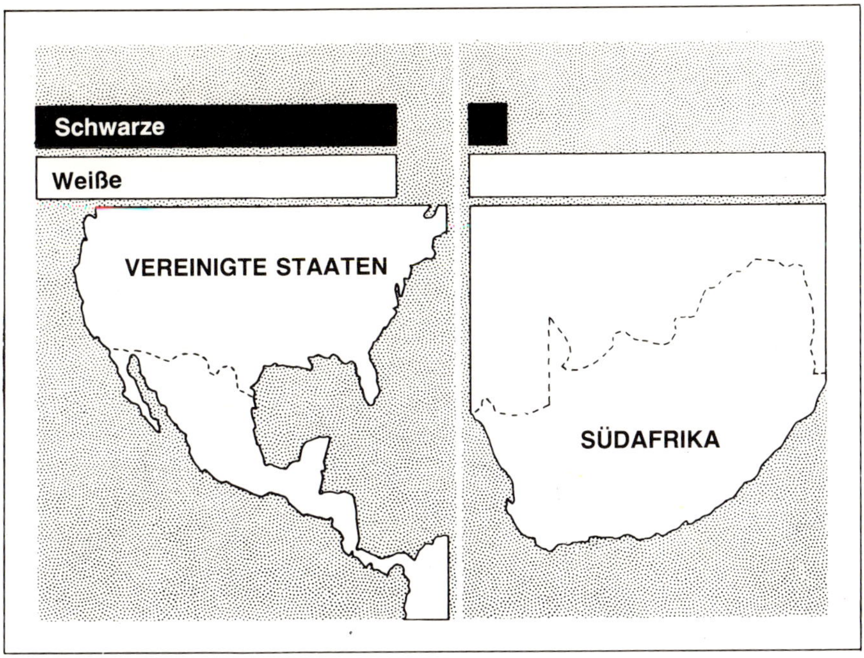


Abb. 5 Die Blockstreifen veranschaulichen die Häufigkeit der in diesem Kapitel beschriebenen Krankheiten. Sie kommen bei weißen Amerikanern, schwarzen Amerikanern und weißen Südafrikanern gleich häufig vor. Schwarze Südafrikaner sind selten betroffen.

Ein weiteres schlagendes Beispiel dafür, wie sich Umweltfaktoren auf die Entstehung von Zuckerkrankheit auswirken können, bieten die in Südafrika lebenden indischen Bevölkerungsteile, deren Vorfahren einst von Indien her eingewandert waren. Sie sind heute zehnmal anfälliger für Zuckerkrankheit als in Indien lebende Inder.

## Fettleibigkeit

In Nordamerika und in Westeuropa sind mindestens 40% der Erwachsenen im mittleren Lebensalter zu dick. Das Problem des Übergewichts existiert bei Naturvölkern kaum oder gar nicht, die Menschen dort nehmen im frühen Erwachsenenalter nur wenig zu. Bei Primitivvölkern sinkt das Körpergewicht in den mittleren Lebensjahren sogar, während es bei der Bevölkerung in den Wohlstandsländern überall ansteigt.
Alle in diesem Kapitel angesprochenen Krankheiten kommen bei schwarzen Südafrikanern selten vor, werden aber bei weißen Südafrikanern genauso oft beobachtet wie bei Amerikanern. Bei den Amerikanern sind Schwarze und Weiße etwa gleichermaßen betroffen (s. Abb. 5). Die erwähnten Krankheiten waren wahrscheinlich früher bei den amerikanischen Negersklaven genauso selten wie heute in den Regionen Afrikas,

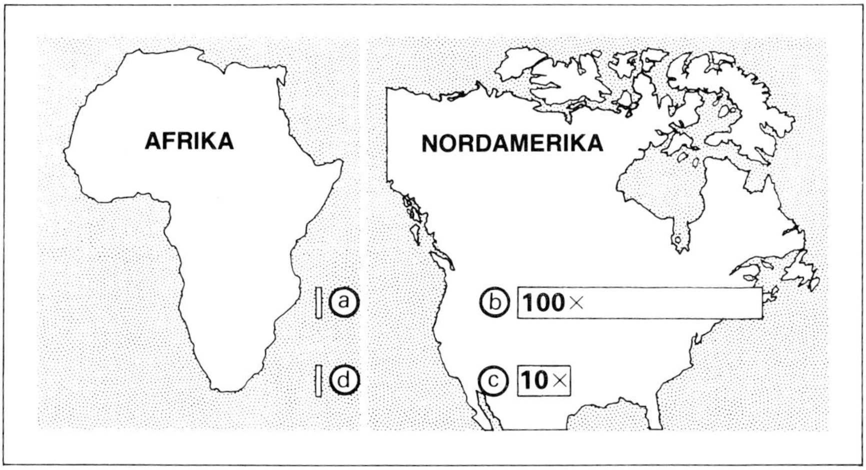


Abb. 6 Die Blockstreifen (a) und (b) stellen die Häufigkeit von koronarer Herzkrankheit, Divertikulose, Gallensteinen, Blinddarmentzündungen und Hiatushernien in Regionen wie Nordamerika (b) und den ländlichen Regionen Afrikas (a) dar. Bei (b) kommen sie hundertmal häufiger vor als bei (a).
Krampfadern, Hämorrhoiden, Dickdarmkrebs, Diabetes und Fettleibigkeit, für die die Blockstreifen (c) und (d) gelten, kommen in mit Nordamerika vergleichbaren Regionen zehnmal häufiger vor als im ländlichen Afrika.

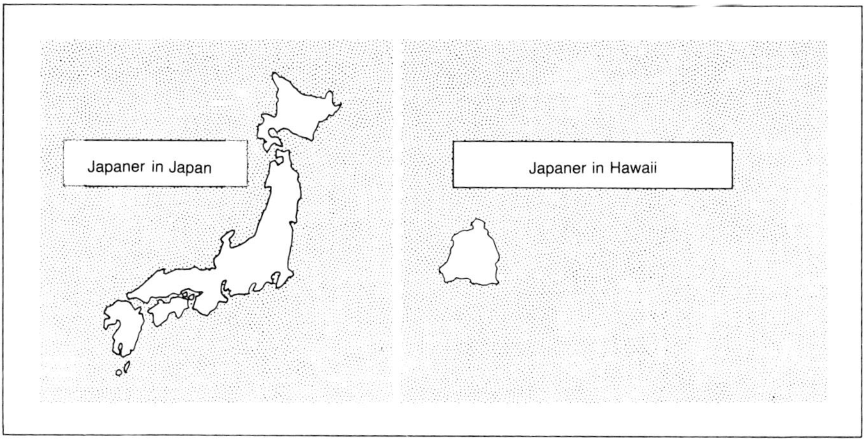


Abb. 7 Bis zum Zweiten Weltkrieg waren diese Krankheiten in Japan relativ selten. Auch heute noch sind sie dort weit weniger häufig als in den Vereinigten Staaten, kommen aber in den japanischen Städten immer öfter vor.
Innerhalb nur einer Generation war die Häufigkeit dieser Krankheiten bei nach Hawaii ausgewanderten Japanern etwa auf die Werte der amerikanischen Stammbevölkerung angestiegen.

aus denen die Sklaven stammten, wenn nicht noch seltener (s. Abb. 6). Soweit man alten Aufzeichnungen entnehmen kann, waren schwarze Amerikaner noch bis vor etwa vierzig Jahren von bestimmten Krankheiten weit weniger betroffen als weiße Amerikaner. Diese Unterschiede haben sich mittlerweile verwischt.

In Japan wurden die erwähnten Krankheiten erst nach dem Zweiten Weltkrieg allmählich bekannt. Heute breiten sie sich rasch immer mehr aus. Japaner, die nach Hawaii oder Kalifornien auswanderten und sich dort der amerikanischen Lebensweise anpaßten, sind nur eine Generation später diesen Krankheiten gegenüber fast genauso anfällig geworden wie andere Amerikaner (s. Abb. 7).

Diese so weit verbreiteten Krankheiten sind das Ergebnis einer vom Menschen manipulierten Umwelt und nicht individuell fehlerhafter Erbanlagen. Würde es uns gelingen, die Ursachen zu erkennen und in ihrer Wirkung auszuschalten oder einzuschränken, könnte man die Entstehung dieser Krankheiten weitgehend verhindern.

Die nachfolgenden Kapitel sind der Untersuchung der Frage gewidmet, welche Faktoren bei gegensätzlichen Umweltbedingungen zur Entstehung bestimmter Krankheiten beitragen bzw. vor ihnen schützen. Will man eine Krankheit erfolgreich bekämpfen, muß man zunächst ihre Ursache kennen. Die Beschäftigung mit allen in Frage kommenden Faktoren wird uns hierzu wertvolle Hinweise geben.

# 4 Achten Sie auf richtige Ernährung

## Veränderung der Ernährungsgewohnheiten

Im vorigen Kapitel wurde dargestellt, daß erschreckend viele Krankheiten in den westlichen Industrienationen häufig vorkommen, in den weniger entwickelten Ländern der Erde dagegen aber fast unbekannt sind. Auffallend dabei ist, daß diese Krankheiten auch in den hochentwickelten Ländern erst seit etwa sechzig Jahren vermehrt auftreten. Diese Beobachtung erlaubt den Schluß, daß die Ursachen für diese Krankheiten irgendwo in unserer modernen Lebensweise zu finden sein müssen.
In nachfolgenden Kapiteln wird gezeigt, daß die meisten angeführten Krankheiten direkt oder indirekt mit den Vorgängen im Darm bei der Nahrungsmittelpassage in Zusammenhang stehen. Ausgehend von der Tatsache, daß diese Krankheiten in den westlichen Industrieländern und in den Ländern der Dritten Welt verschieden häufig auftreten, scheint es sinnvoll, zunächst die unterschiedlichen Ernährungsgewohnheiten in den entsprechenden Regionen miteinander zu vergleichen.

Wird die Nahrung auf einfache Art und Weise zubereitet, d. h. wird z. B. Getreide von Hand zwischen Steinen zermahlen oder in einem hölzernen Trog zerstoßen und dann komplett für die Zubereitung von Mahlzeiten verwendet, sind die erwähnten Krankheiten verhältnismäßig selten. Die erste im Zuge beginnender wirtschaftlicher Entwicklung erfolgende Veränderung der Ernährungsgewohnheiten ist meist die Einführung von Zucker, gesüßten Getränken und hellem Brot (Weißbrot); die relativ wenig verfeinerten kohlenhydrathaltigen Nahrungsmittel, die bis dahin den Hauptteil der Nahrung darstellten, werden dadurch in den Hintergrund gedrängt. Die Eßgewohnheiten gleichen sich der typisch westlichen Ernährungsweise an, in der Fett eine besondere Rolle spielt, vermehrt Zucker aufgenommen wird (s. Abb. 8 u. Abb. 9) und der Verbrauch von naturbelassenen stärkehaltigen Nahrungsmitteln wie Vollgetreide und Kartoffeln stark absinkt.

Damit vollzieht sich eine Verschiebung der Deckung des Energiebedarfs aus den drei Hauptnährstoffen Eiweiß, Kohlenhydrate und Fett (s. Abb. 9). Der Unterschied zwischen den Ernährungsformen in den westlichen Industrienationen und in der Dritten Welt heute ist vergleichbar mit dem Unterschied zwischen unserer heutigen Kost und der unserer Vorfahren von vor etwa hundert Jahren.
Der aus Eiweiß gewonnene Energieanteil ist zwar in etwa gleich und beträgt gewöhnlich zwischen 10 und 15%; in den Entwicklungsländern wird jedoch das Eiweiß hauptsächlich aus Nahrung pflanzlichen Ursprungs bezogen, wogegen es in wohlhabenderen Gesellschaften großenteils tierischen Ursprungs ist. Der Fettverbrauch steigt mit dem Fortschreiten der wirtschaftlichen Entwicklung, so daß die Bevölkerung

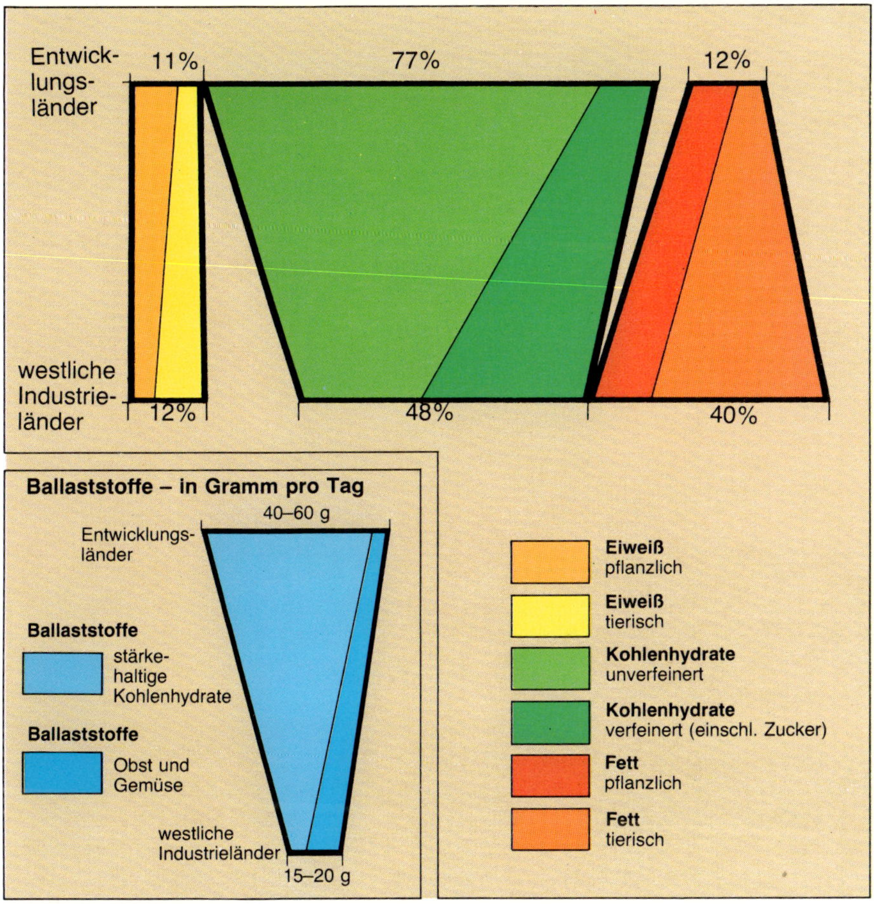


Abb. 8 **Oben:** Relativer Anteil des aus Eiweiß, Kohlenhydraten und Fett gewonnenen Anteils an der Gesamtenergiezufuhr in Entwicklungs- und Industrieländern. **Unten:** Ballaststoffzufuhr – Unterschiede in Menge und Zusammensetzung.

der westlichen Industriestaaten drei- bis viermal so viel Fett zu sich nimmt wie die Menschen in den ärmeren Ländern. Zusätzlich findet wie beim Eiweiß eine Verschiebung von pflanzlichem zu tierischem Fett statt.

Durch den vermehrten Fettverbrauch ändern sich sowohl die Menge als auch die Art der Kohlenhydrataufnahme. In den ländlichen Bevölkerungsgruppen der Dritten Welt liefern Kohlenhydrate zwischen 70 und 80% der Energie (Kalorien); sie werden mit ihrem vollen Anteil an Pflanzenfasern verzehrt, bei den unverdaulichen Teilen handelt es sich dabei größtenteils um pflanzliche Zellwandbestandteile. In den westlichen Industrienationen geht dieser Ballaststoffgehalt bei der Herstellung des dort üblichen feinen Zuckers und des hellen Mehls (Weißmehl) weitgehend verloren. Dunkles und ballaststoffreiches Schrotmehl ist dort vom weißen Mehl fast völlig verdrängt worden. Die äußere Hülle des Getreidekorns wird in modernen Mahlverfahren abgespalten und geht als Abfall verloren. Raffinierter Zucker, der einen sehr hohen Brennwert (Kalorienanteil) hat, und helles Mehl liefern den größten Teil unseres zurückgegangenen Kohlenhydratverbrauchs. In den westlichen Industrie- und Wohlstandsländern ist der durchschnittliche Zuckerverbrauch pro Jahr mit 58 kg zehnmal so hoch wie in den ärmeren Ländern. (Anm. d. Verlages: Deutschland gehört mit einem Verbrauch von unter 40 kg Zucker pro Kopf und Jahr zu den europäischen Ländern mit dem geringsten Zuckerverbrauch.) Darüber hinaus ist auch der Verbrauch von Kartoffeln in den westlichen Ländern zurückgegangen.

## Die Bedeutung der Ballaststoffe

Die größte Veränderung, die die Annahme westlicher Ernährungsgewohnheiten mit sich bringt, betrifft den Anteil unverdaulicher Bestandteile an der Ernährung. Einem täglichen Ballaststoffverzehr von 40 bis 60 g in der Dritten Welt stehen 15 bis 25 g in den hochentwickelten Ländern gegenüber. Diese Differenz mag auf den ersten Blick gar nicht so sehr beeindrucken, ist aber für die Funktionsweise unseres Körpers von größter Bedeutung, da hier selbst relativ kleine Schwankungen nach Ablauf von mehreren Jahren ernste Folgen nach sich ziehen können. Es gibt verschiedene Nahrungsmittel, aus denen der Mensch seine Ballaststoffe beziehen kann. In den westlichen Industrieländern stammen sie überwiegend aus Obst- und Blattgemüsen, in den Ländern der Dritten Welt dagegen hauptsächlich aus Getreideprodukten und Wurzelgemüsen.
Die unterschiedliche Zusammensetzung der Ernährung aus den einzelnen Bestandteilen läßt sich auch wie folgt verdeutlichen: die Eiweißzufuhr liegt in den Wohlstandsländern insgesamt zwar nur geringfügig über den entsprechenden Werten in den ärmeren Ländern, der Anteil an tierischem Eiweiß ist bei ihnen jedoch siebenmal höher. Der Fettanteil in der westlichen Ernährung ist dreimal so hoch wie in den armen Ländern, wobei der Anteil an tierischem Fett achtmal höher ist. Bei Zucker kann der Unterschied bis zum Zehnfachen betragen.
Gleichzeitig mit dem starken Zuwachs der Gesamtnahrungszufuhr kam es in den wohlhabenden Ländern zu einem drastisch verringerten Verzehr von Ballaststoffen auf ungefähr ein Drittel (30 bis 40%) dessen, was in den ärmeren Ländern Afrikas und Asiens entsprechend mit der Nahrung aufgenommen wird. Die Ballaststoffzufuhr sinkt mit steigendem Verbrauch von Fett und Zucker (s. Abb. 33). Entsprechend ging mit steigendem Verbrauch von Fetten, Ölen und Zucker der Verzehr von Getreide und Kartoffeln immer weiter zurück (s. Abb. 9).
Die Zufuhr von Ballaststoffen geht stärker zurück als die der Kohlenhydrate. Handelt es sich um wenig vorbehandelte Nahrungsmittel mit einem relativ hohen Ballaststoffanteil, entfällt auf kohlenhydrathaltige Nahrungsmittel ein hoher Anteil der täglichen Energie-(Kalorien-)Zufuhr. Meist haben wir es mit hochveredelten Getreideprodukten niedrigen

Ballaststoffgehalts zu tun, wie z. B. mit hellem Mehl oder geschältem Reis, die nur wenig zum Energiebedarf beitragen.

Aus Kap. 3 ging hervor, daß der Verbrauch von Ballaststoffen aus Obst und Gemüse in den westlichen Industrienationen während der letzten hundert Jahre gestiegen ist, während der Verbrauch von Ballaststoffen aus Getreideprodukten zurückging (s. Abb. 10 und 11). Absolut gesehen ist also der Verzehr von Ballaststoffen in den westlichen Ländern im großen und ganzen gleich geblieben. Nun geht aber aus jüngeren Forschungsberichten deutlich hervor, daß Getreideballaststoffe, wie sie in Vollkornbrot, grobem Haferschrot, Vollkornknäckebrot, ungeschältem Reis und Weizenkleie enthalten sind, eher die Entstehung bestimmter Krankheiten verhindern als die gleiche Menge Ballaststoffe aus Obst und Gemüse. Im Kap. 12 werden wir uns eingehender damit beschäftigen.

Ein gutes Beispiel für die gesundheitsfördernde Wirkung der in der Nahrung enthaltenen Ballaststoffe bieten die Ergebnisse von Studien über die Ernährungsweise der Bantus in Südafrika. Sie nehmen mit der Ernährung mehr als viermal so viel Ballaststoffe zu sich wie die Bevölkerung der westlichen Industriestaaten. Ähnliche Aussagen ließen sich ziemlich sicher für alle Bevölkerungsgruppen Afrikas südlich der Sahara machen – und überall dort sind die typischen Erkrankungen des westlich zivilisierten Raumes praktisch unbekannt.

Wie wir bereits gesehen haben, steht die Aufnahme von Fett in umgekehrtem Verhältnis zur Aufnahme von Kohlenhydraten. Auf diese beiden Nährstoffe entfallen in den meisten Bevölkerungsgruppen insgesamt 85 bis 90% der Energiezufuhr, so daß also eine Diät mit hohem Fettanteil zwangsläufig wenig Kohlenhydrate enthält und umgekehrt (s. Abb. 10 und 11). Da eine Verminderung des Kohlenhydratanteils an der Nahrung mit einer vergleichsweise noch stärkeren Verminderung des Ballaststoffanteils einhergeht, ergibt sich also ein umgekehrtes Verhältnis zwischen Ballaststoff- und Fettverzehr. In dem Maße, wie die Fettzufuhr ansteigt, sinkt die Aufnahme von Kohlenhydraten und Ballaststoffen.

In den westlichen Industrieländern entfallen heute auf Zucker, der als reiner Energielieferant gesehen werden kann, etwa 50% der aus Kohlenhydraten gewonnenen Energie. Zucker hat die ballaststoffreichen Lebensmittel, also Getreideprodukte, Knollengewächse und Wurzelgemüse (z. B. Kartoffeln und Pastinak) sowie Hülsenfrüchte (z. B. Erbsen und Bohnen) zu einem gewissen Teil aus dem Ernährungsplan verdrängt. Nicht zuletzt aufgrund ihrer guten Lagerfähigkeit waren diese früher sehr beliebt und wurden in reichlicher Menge gegessen. Heute beziehen wir den größten Teil unserer verringerten Ballaststoffzufuhr aus Obst und Gemüse.

Gehen wir von dem umgekehrten Verhältnis zwischen Fett- und Ballaststoffaufnahme aus, kann ein als Krankheitsursache bezeichneter vermehrter Fettverbrauch auf der anderen Seite als verringerte Ballaststoffaufnahme gedeutet werden. Ballaststoff- und Fettaufnahme müssen stets im Zusammenhang gesehen werden. Je mehr Ballaststoffe in der Nahrung enthalten sind, desto weniger Fett wird man zu sich nehmen und umgekehrt, da ballaststoffreiche Nahrung voluminöser ist und den Magen füllt.

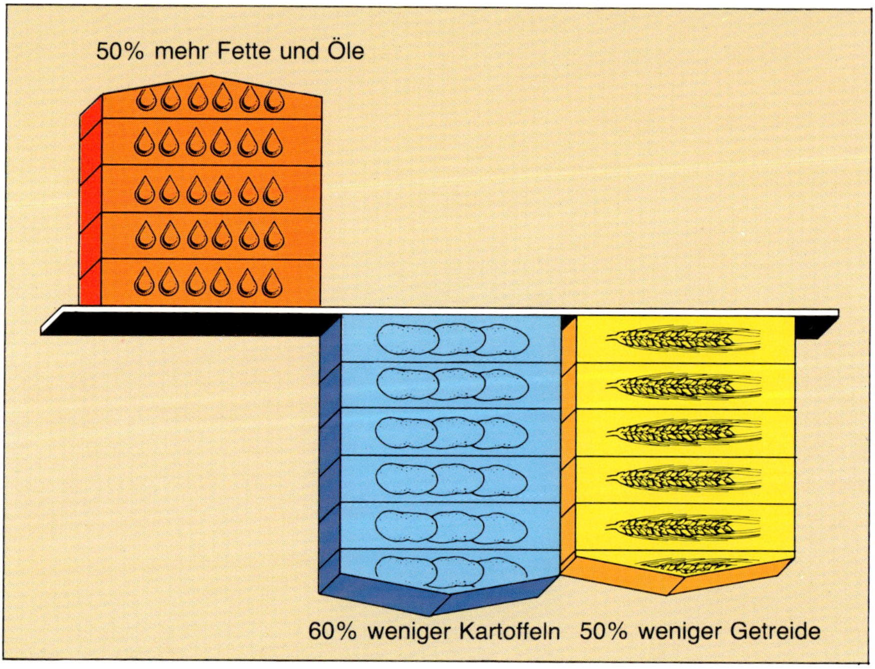


Abb. 9 Veränderungen in der Zusammensetzung der amerikanischen Durchschnittskost seit 1900 (der Verbrauch von Zucker ist in noch stärkerem Maße gestiegen).

Ballaststoffe enthalten aber weniger Energie als die kalorienreichen Nahrungsmittel Zucker und Fett. Diese Zusammenhänge werden in Kap. 11, in dem wir uns mit der Entstehung von Übergewicht beschäftigen, noch genauer beschrieben.

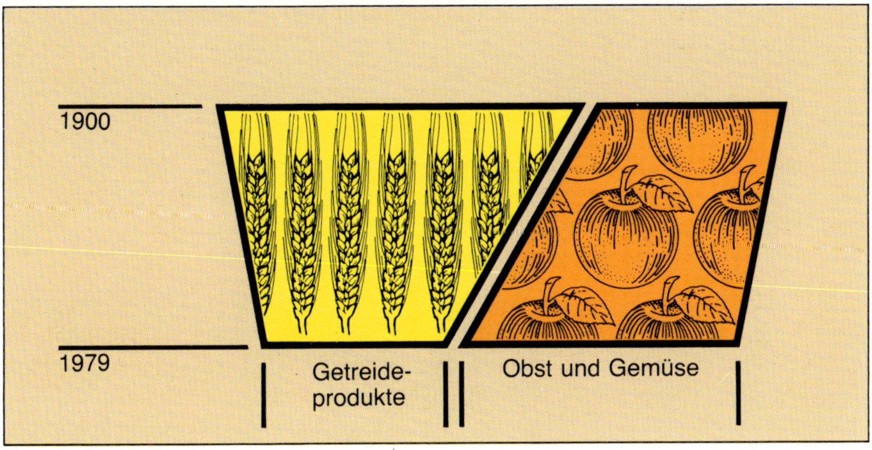


Abb. 10 Veränderungen in der Art der Ballaststoffzufuhr in den westlichen Industrieländern.

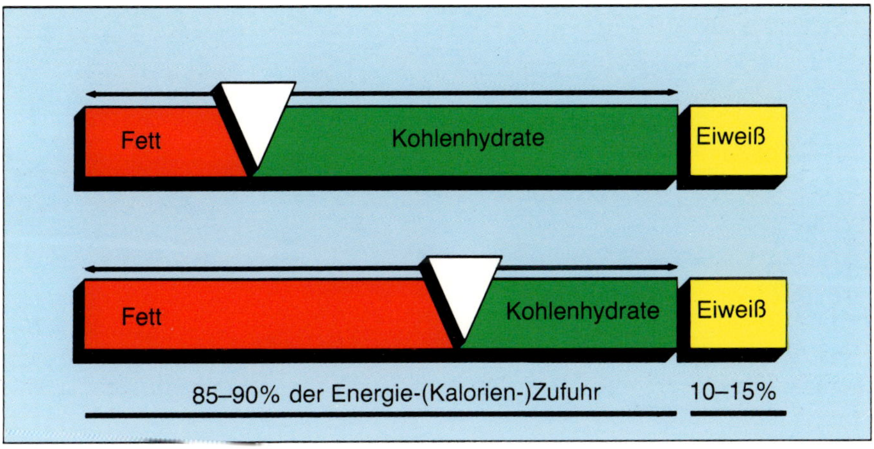


Abb. 11 Entgegengesetztes Verhältnis zwischen Fett- und Kohlenhydratverbrauch.

# 5 Ballaststoffe – vergessen und wiederentdeckt

In Kap. 4 haben wir uns mit den wichtigsten energiespendenden Bestandteilen unserer Nahrung, nämlich mit Eiweiß, Fett und Kohlenhydraten beschäftigt. Natürlich sind in ihr auch andere Stoffe enthalten, die unser Körper braucht, so z. B. Zink, Eisen und Kalzium.

Die Ernährungswissenschaft hat sich ausführlich mit den drei wichtigsten und stark kalorienhaltigen Nahrungsbestandteilen befaßt. Dem weitgehend nichtnährwerthaltigen Anteil unserer Nahrung wurde dagegen mit Unverständnis, Nachlässigkeit und Ablehnung begegnet. Da die Ballaststoffe praktisch keine Energie liefern, sah man sie als wertlosen Bestandteil unserer Nahrung an und meinte sogar, pflanzliche Nahrungsmittel, insbesondere Getreideprodukte, durch Entfernen des Faseranteils qualitativ zu verbessern. Ballaststoffe wurden als verunreinigender Nahrungsballast gesehen und zu Viehfutter abgewertet. Zwar ist auch schon in der Vergangenheit hin und wieder darauf hingewiesen worden, daß diese Ansicht falsch sei, aber erst in den letzten Jahren wurde der wissenschaftliche Beweis erbracht, daß man von einer irrigen Annahme ausgegangen war. Diese neue Erkenntnis konnte sich bei Ernährungsexperten rasch durchsetzen.

## Ballaststoffe – was versteht man darunter, und warum sind sie so wichtig?

Das Knochengerüst der Pflanze, ohne das kein Baum und keine Blume gerade und aufrecht wachsen könnte, besteht, wie die Wand jeder Zelle, aus „Fasern". Der Inhalt einer Zelle sind die Nährstoffe, die Zellwand ist gewissermaßen die äußere Verpackung oder ihr Behältnis. Bisher nun haben die Ernährungswissenschaftler zwar den Inhalt der Verpackung bis ins kleinste untersucht, die Verpackung selbst aber völlig außer acht gelassen (s. Abb. 12 und Abb. 13).

Bei Samen, Früchten, Hülsenfrüchten (Erbsen und Bohnen) und anderen Nahrungsmitteln finden sich diese „Fasern" eher in der Schale als im Innern; somit geht ein Gutteil der so wichtigen Ballaststoffe bei der Entfernung der äußeren Schichten im Zuge von Mahl- und Schälvorgängen verloren. Auch bei der Extraktion des Zellinhalts unter Entfernung der Zellwand wie etwa bei der Zuckergewinnung aus Zuckerrohr oder Zuckerrüben fällt der Faseranteil weg, wie auch bei der Herstellung von pflanzlichen Ölen und Fetten aus Ölsaat, Getreideprodukten und Nüssen.

Mit dem Begriff „Ballaststoffe" wird eine Kombination von drei verschiedenen Substanzen bezeichnet. Es handelt sich zum einen um das Polysaccharid Zellulose, zum andern um Lignin, das die holzartigen Strukturteile der Pflanzen bildet und als einziger Teil der Ballaststoffe nicht aus Kohlenhydraten besteht, und zum dritten um eine andere Gruppe von Polysacchariden, den Pentosen. Zu ihnen gehören z. B. auch Pektin, das Geliermittel für Marmeladen, und Pflanzengummi, wie es etwa in Bohnen enthalten ist. Wegen der Parallelen hinsichtlich ihrer Funktionen sind diese drei Bestandteile mit dem im Baugewerbe verwendeten Eisenbeton verglichen worden: So gesehen würde die Zellulose die langen, geraden Eisenträger darstellen, die Pentosen die Querstreben dazu, und die löslicheren Pektine und Pflanzengummis wirken, wie eine Füllung dazwischen, als Zement; das Lignin schließlich entspräche in diesem Vergleich einem strapazierfähigen Außenputz.

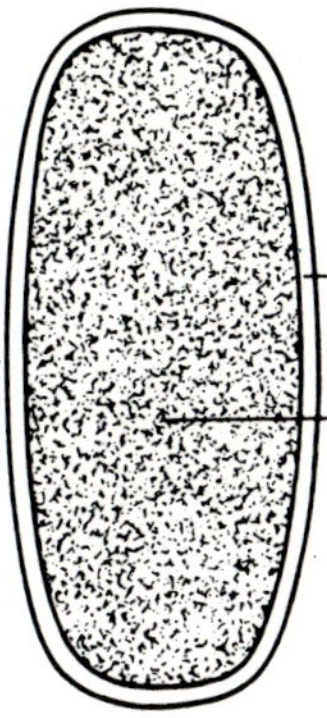

Abb. 12 Pflanzenzelle

Früher wurden Ballaststoffe mit Zellulose gleichgesetzt, heute dagegen wird die Zellulose eigentlich zu den weniger wichtigen Bestandteilen gerechnet. Mit dem Begriff „Rohfaser“ war lediglich der Teil der pflanzlichen Nahrungsmittel gemeint, der durch Kochen zuerst in schwacher Säure, dann in schwach alkalischer Lösung nicht aufzuspalten war. Darunter fielen nur ein Teil der Zellulose und ein Teil des Lignins (das dem Holz Härte und Festigkeit gibt), nicht aber jene Substanzen, von denen man heute weiß, daß sie einen wichtigen Beitrag zum Schutz gegen Erkrankungen leisten. Bis vor kurzem noch war in Nährwerttabellen, die eine Rubrik für Ballaststoffe enthielten, nur der Rohfaseranteil angegeben.

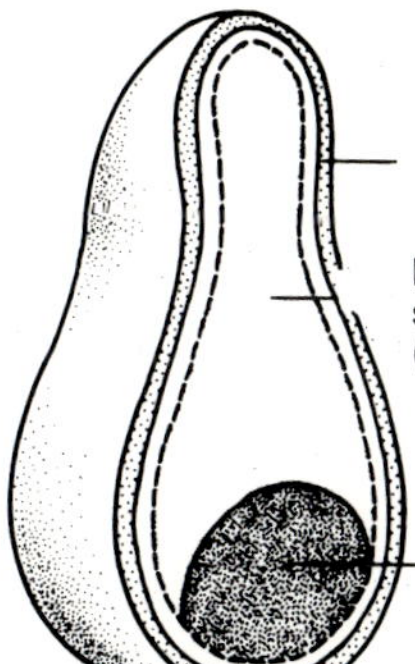

Abb. 13 Weizenkorn

Ballaststoffe nehmen Einfluß auf die Funktion des gesamten Verdauungstraktes, am meisten jedoch auf die Funktion des Dickdarms (d. h. Kolon und Rektum). In der einfachsten Definition umfaßt der Begriff der Ballaststoffe den Anteil an pflanzlicher Nahrung, der den Dünndarm völlig unverdaut passiert und praktisch intakt in den Dickdarm gelangt (s. Abb. 15). Im Unterschied zu den Ballaststoffen werden die

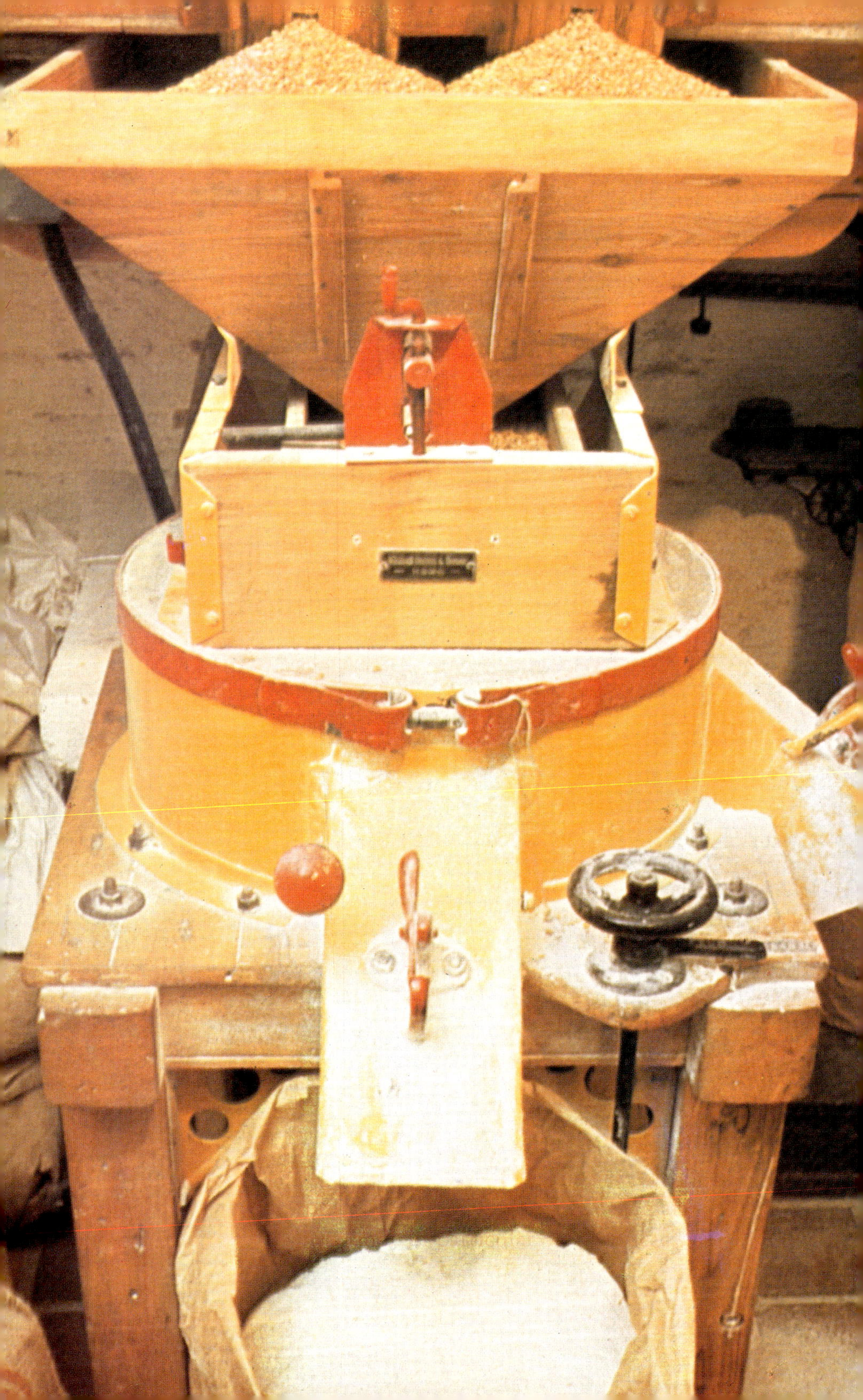

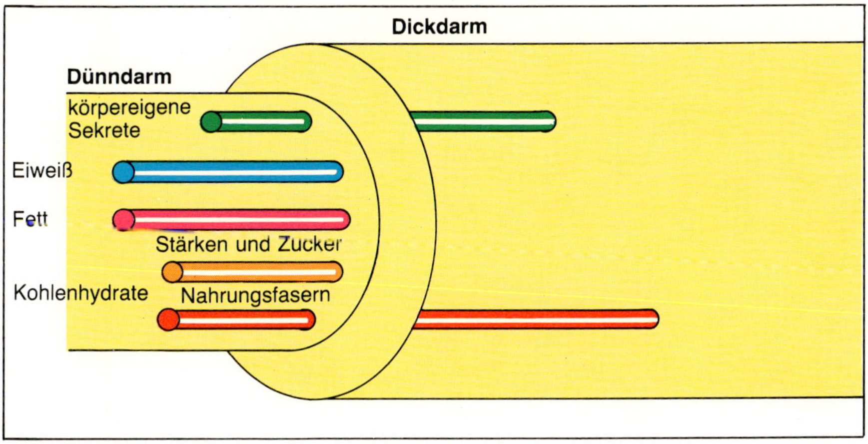


Abb. 15 Nahrungsfasern gelangen in unverändertem Zustand in den Dickdarm.

---

Abb. 14 (links) Wird Getreide mit Hilfe von Mahlsteinen zu Mehl verarbeitet, geht im Gegensatz zur Herstellung von Weißmehl nichts von den Nahrungsfasern, Mineralstoffen und Vitaminen verloren. Für die Massenproduktion von Vollkornmehl wäre keine Rückkehr zu den Steinmühlen erforderlich, man könnte dazu ebenso gut moderne Maschinen einsetzen.

anderen Nahrungsbestandteile verdaut und während ihrer Passage durch den Dünndarm von dort aus resorbiert.

## Was geschieht mit den Ballaststoffen im Körper?

In Abb. 16 wird der Ablauf der Verdauungsvorgänge von der Nahrungsaufnahme durch den Mund bis zur Ausscheidung nichtverwertbarer Bestandteile im Stuhl übersichtsartig dargestellt. Zunächst wird die Nahrung im Mund zerkleinert und durch Vermischen mit dem Speichel aufbereitet. Sie gelangt dann durch die Speiseröhre (Ösophagus) in den Magen. Hier werden ihr weitere Verdauungssäfte beigemengt, ehe sie durch Muskelkontraktionen der Magenwand in den Dünndarm weiterbefördert wird. Im Dünndarm wird die Aufschließung der Nahrung durch ein weiteres Gemisch von Verdauungssäften fortgesetzt, so daß nach der Aufspaltung in einfache chemische Substanzen die einzelnen Bausteine der Nahrung in die venösen Blutgefäße, die der Leber Nährstoffe und Energie (Kalorien) zuführen, übernommen werden können. In der Leber werden sie dann für verschiedene Aufgaben im Körper vorbereitet.

Der Teil der Nahrung, der nicht im Dünndarm resorbiert wird, gerät im Dickdarm in einen Gärungsprozeß. Die dabei freiwerdenden Substanzen werden vom Körper aufgenommen. Durch das rhythmische Zusammenziehen der Darmmuskulatur, Peristaltik genannt, wird der Darminhalt

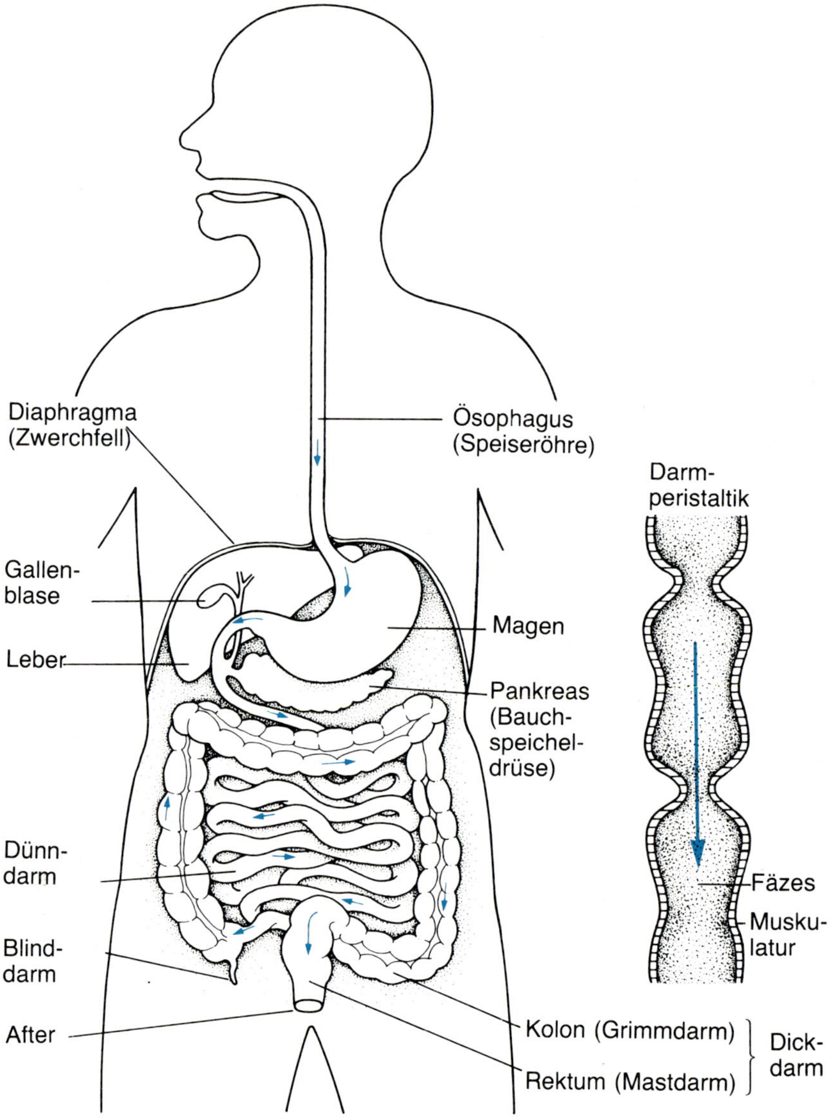


Abb. 16 Verdauungssystem

weitertransportiert. Während der Passage durch den Dickdarm wird der ursprünglich flüssige Darminhalt verfestigt und als Stuhl abgesetzt. Wie bereits erwähnt, werden nur die Ballaststoffe durch den Verdauungsvorgang im Dünndarm nicht angegriffen; sie gelangen relativ unversehrt in den Dickdarm.

Ballaststoffe in der Nahrung sind nichtkalorienhaltige Füllstoffe für den Darm; deshalb kann man seine Ballaststoffzufuhr mit der täglichen Nahrung erhöhen, ohne dabei mehr energiereiche Nahrungsmittel zu sich zu nehmen. Ballaststoffreiche Nahrungsmittel erfordern stärkeres Kauen als solche, denen die Ballaststoffe durch „Verfeinern" entzogen wurden. Sie beschränken so auf natürliche Weise die tägliche Energieaufnahme (s. Kap. 11 „Übergewicht"). Nahrung mit einem geringen Faseranteil verweilt nicht so lange im Magen und wird schneller in den Dünndarm weiterbefördert.

Ballaststoffe machen den Darminhalt zäher und bewirken so eine Verlangsamung der Resorption von Stärke und Zucker, die dann weitgehend in Form von Glukose in den Blutkreislauf eintreten. Das wiederum reguliert die Tätigkeit der Bauchspeicheldrüse (Pankreas), in der das für die Verabreichung von Glukose benötigte Insulin gebildet wird. Dieser hier nur kurz angesprochene Regelmechanismus wird im Rahmen der Abhandlung über Zuckerkrankheit ausführlicher dargestellt.

Darüber hinaus kommt es in Dünn- und Dickdarm zu einer Wechselwirkung zwischen Ballaststoffen auf der einen sowie Cholesterin und Gallesalzen auf der anderen Seite. Jene beiden Substanzen sind an der Entstehung von Gallensteinen und der koronaren Herzkrankheit beteiligt (s. dort).

Das Kolon bildet den größten Abschnitt des Dickdarms. Den letzten, etwa 15 cm langen Teil des Darms nennt man das Rektum. Bei Erreichen dieses Darmabschnitts warten eine Reihe von wichtigen Aufgaben auf den unverdauten Ballaststoffanteil der Nahrung. Die Pflanzenfasern binden an dieser Stelle verschiedene in den Fäkalien enthaltene, giftige Substanzen, so daß sie vom Darm nicht in den Blutkreislauf gelangen. Die giftigen Stoffe werden also nicht resorbiert, sondern aus dem Körper ausgeschieden. Karzinogene, d. h. krebserregende Substanzen sind z. B. weniger schädlich, wenn sie in voluminösem Darminhalt gewissermaßen „verdünnt" werden und nicht lange im Darmtrakt verweilen, sondern rasch bei der Stuhlentleerung ausgeschieden werden. Dies ist durch Tierexperimente bestätigt worden. Werden Tiere mit stark schadstoffhaltiger, aber gleichzeitig auch stark faserhaltiger Nahrung gefüttert, können ihnen die Schadstoffe innerhalb eines gewissen Dosierungsspielraumes wenig anhaben. In Verbindung mit einer von Ballaststoffen befreiten Nahrung reagierten die Tiere auf die gleichen Schadstoffe in den gleichen Dosen mit Krankheit und gingen zugrunde.

Die wahrscheinlich wichtigste von den Ballaststoffen im Kolon zu erfüllende Funktion liegt in ihrer Fähigkeit, in Form eines Gels ähnlich wie eine Wasserpflanze oder ein Badeschwamm Wasser aufnehmen bzw. binden zu können. Damit wird verhindert, daß zuviel Flüssigkeit aus dem Darm in den Kreislauf gelangt (s. Abb. 17). Ballaststoffe wirken in der

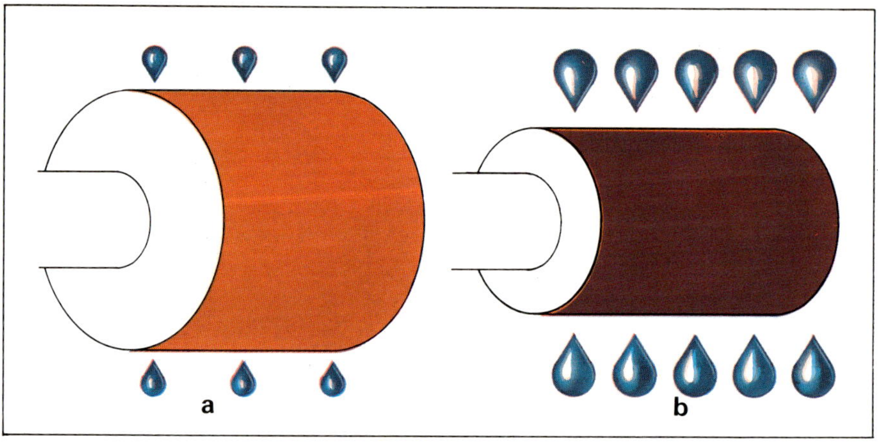


Abb. 17
a Ballaststoffe bewirken eine stärkere Wasserretention im Darm, dadurch bleibt der Darminhalt weich und voluminös.
b Bei ballaststoffarmer Kost wird zuviel Wasser aus dem Darminhalt resorbiert, und es entsteht harter Stuhl in geringer Menge.

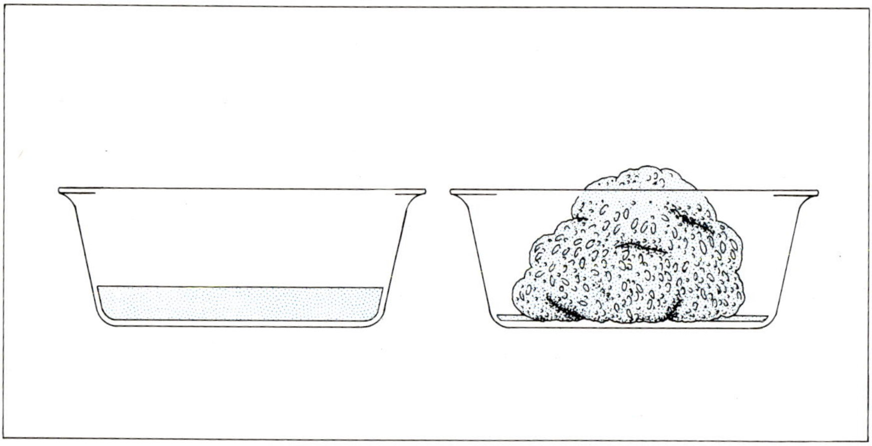

Abb. 18 Ballaststoffe wirken im Dickdarm wie ein Schwamm und saugen Wasser und andere Bestandteile des Darminhalts auf.

Tat wie ein Schwamm und nehmen Wasser sowie andere in den Fäkalien enthaltene Stoffe in sich auf (s. Abb. 18).
Der flüssige Darminhalt wird bei Eintritt in den Dickdarm eingedickt und im Kolon durch Wasserentzug in der Konsistenz noch fester. Waren in der sich im Darm befindlichen Nahrung nicht genügend Ballaststoffe enthalten, wird dem Darminhalt zuviel Wasser entzogen, und der Stuhl wird klein und hart. Durch ihre Fähigkeit, Wasser zu binden, sorgen die Ballaststoffe in der Nahrung für ein großes Volumen des Darminhalts und halten ihn geschmeidig. Fehlende Ballaststoffe, insbesondere solche aus

Getreideprodukten, sind oft die wichtigste Einzelursache von Verstopfung, und eine vermehrte Zufuhr dieser Ballaststoffe gehört ohne jeden Zweifel zu den sinnvollsten Maßnahmen bei der Bekämpfung von Darmträgheit. Während in den Entwicklungsländern täglich etwa 60 g Ballaststoffe mit der Nahrung in den Dickdarm gelangen, sind es in den Industrieländern nur etwas über 20 g täglich. Würden auch bei uns ausreichende Mengen von Ballaststoffen mit der Nahrung zugeführt, müßte man viel seltener auf die Hilfe von Abführmitteln zurückgreifen.

Dieses alles verdeutlicht, daß es sich bei den Ballaststoffen keineswegs um einen bedeutungslosen Nahrungsbestandteil handelt. Sie spielen im Verdauungsprozeß eine wichtige Rolle, und ihr Vorhandensein oder Fehlen wirkt sich in vielfältigster Weise aus. Die nachfolgenden Kapitel befassen sich mit bei uns häufig vorkommenden Krankheiten und ihrer möglichen Verhinderung.

# 6 Erkrankungen im Zusammenhang mit dem Darminhalt

Es gibt drei häufig vorkommende Krankheiten, bei denen ein Zusammenhang mit der Beschaffenheit des Darminhalts besteht: chronische Verstopfung, Darmdivertikulose und Blinddarmentzündung. Es deutet vieles darauf hin, daß sie durch festen, harten Stuhl, wie er bei einer ballaststoffarmen Ernährung typisch ist, verursacht oder in ihrem Verlauf negativ beeinflußt werden. In diesem Kapitel wird dargestellt, welcher Zusammenhang zwischen diesen drei Krankheiten besteht und wie man sich durch eine ballaststoffreiche Kost gegen sie schützen kann.

## Verstopfung

Mit dem häufig angewendeten Begriff „Verstopfung“ (Obstipation) wird die verzögerte Beförderung von zu festem Darminhalt durch den Dickdarm und das daraus resultierende unregelmäßige Absetzen harten, knolligen Stuhls beschrieben. Die Ansichten über Verstopfung gehen weit auseinander. Die meisten Menschen halten mindestens eine Stuhlentleerung pro Tag für normal; es gibt aber z. B. auch Ärzte, die meinen, es sei völlig gleichgültig, ob man zweimal am Tag oder nur dreimal in der Woche Stuhlgang habe.

Das Darmverhalten ist nur an Hand von Menge und Konsistenz des ausgeschiedenen Stuhls und der Verweildauer der Nahrung im Verdauungstrakt von der Aufnahme durch den Mund bis zur Ausscheidung nicht verwertbarer Reste zuverlässig zu beurteilen. Die täglich von verschiedenen Bevölkerungsgruppen ausgeschiedene Stuhlmenge steht in einem so engen Zusammenhang zur Häufigkeit der in Kap. 3 beschriebenen Krankheiten wie sonst keine andere meßbare physiologische Größe. Dennoch gibt es kaum eine andere Funktion des Körpers, über die eine ähnliche große Unwissenheit herrscht. Das Thema „Stuhlgang“ war einfach lange Zeit tabu.

Auf meinen Vortragsreisen, die mich in alle Teile der Welt führen, werde ich immer wieder mit dem mangelhaften Wissen über die Darmfunktion konfrontiert. Deshalb lag denn auch ein Schwerpunkt meiner Forschungsarbeit während der letzten zehn Jahre in dem Versuch, Informationen über das Darmverhalten in verschiedenen Bevölkerungsgruppen sowohl in der Dritten Welt als auch in den westlichen Industrie- und Wohlstandsländern zusammenzutragen und diese dann mit dem Vorkommen bestimmter Krankheiten in denselben Gruppen in einen Zusammenhang zu stellen.

In den ländlichen Regionen Afrikas und überall dort, wo die Nahrung größtenteils aus wenig aufbereiteten stärkehaltigen Kohlenhydraten in roher Form besteht, also etwa aus Getreideprodukten, Hülsenfrüchten und Wurzelgemüsen, werden von einem Erwachsenen pro Tag 400 bis 500 g weicher, geschmeidiger Stuhl ausgeschieden. In krassem Gegensatz dazu stehen die knapp 80 bis 120 g harten Stuhls pro Tag, auf die es ein Erwachsener bringt, wenn er sich von moderner Kost westlicher Prägung ernährt (s. Abb. 19).

Im Rahmen einer wissenschaftlichen Versuchsreihe wurde die durchschnittliche Verweildauer der Nahrung im Verdauungstrakt gemessen, und auch hier kamen sehr unterschiedliche Werte zustande. Die Versuchspersonen mußten mit der Nahrung nichtresorbierbare, im Röntgenbild als Schatten sichtbare Plastikmarkierstücke schlucken. Ihr Stuhl wurde gesammelt und durchleuchtet; die Markierstücke waren dabei leicht zu erkennen und wurden gezählt. Die Zeit der Aufnahme und des Ausscheidens der Plastikstücke wurde in allen Fällen festgehalten; daraus ließen sich Schlüsse über die Verweildauer eines bestimmten Teils der Plastikmarkierer (meist 80%) im Darmtrakt ableiten. Dieser Zeitraum wird auch als Darmpassagezeit der Nahrung bezeichnet.

Die durchschnittliche Darmpassagezeit beträgt bei Bewohnern ländlicher Regionen in der Dritten Welt nur etwa eineinhalb Tage, bei jungen, gesunden Erwachsenen in den westlichen Industrie- und Wohlstandsländern dagegen in der Regel drei Tage; bei älteren Menschen sind es sogar oft mehr als zwei Wochen. Auf jeden Fall leidet die Bevölkerung der westlichen Industriestaaten gemessen am Weltmaßstab ganz erheblich unter chronischer Darmverstopfung. Dabei sind sich die Ärzte mehr und mehr darüber einig, daß die Hauptschuld einer mangelnden Ballaststoffzufuhr mit der Nahrung zuzuschreiben ist.

## Hinweise aus der Medizingeschichte

Zum Glück existieren noch Beschreibungen der Stuhlausscheidungen unserer Vorfahren aus einer Zeit, lange bevor sich unsere heutigen Zivilisationskrankheiten als solche verbreiteten. Dean Jonathan Swift, von dem „Gullivers Reisen“ stammen, verfaßte auch ein Büchlein mit dem Titel „Human Ordure“ (Der menschliche Kot). Auf der Titelseite gab er seinen, des Verfassers, Namen mit „Dr. S. . .t“ an, als wollte er seine wahre Identität als Autor dieses Buches über ein derartig tabuisiertes Thema verbergen. Das Buch wurde 1733 in Dublin veröffentlicht und zu einem geringen Preis verkauft. Swift ordnete darin ähnlich dem Verfahren der Pflanzenklassifikation in der Botanik die verschiedenen Stuhlarten, die ihm in der Gegend um Dublin aufgefallen waren, in bestimmte Kategorien ein. Den seiner Meinung nach besten Stuhl verglich er von der Form her mit einem „umgedrehten Spielzeugkreisel“, d. h. flach aufliegend und mit der Spitze nach oben zeigend. Solche Art von Stuhl ist in Entwicklungsländern normal. Den schlechtesten Stuhl beschrieb er als „ball-, knopf- oder patronenförmig“ (s. Abb. 20); diesem entspricht der kleine, knollige Stuhl von Menschen in westlich zivilisierten Ländern heute.

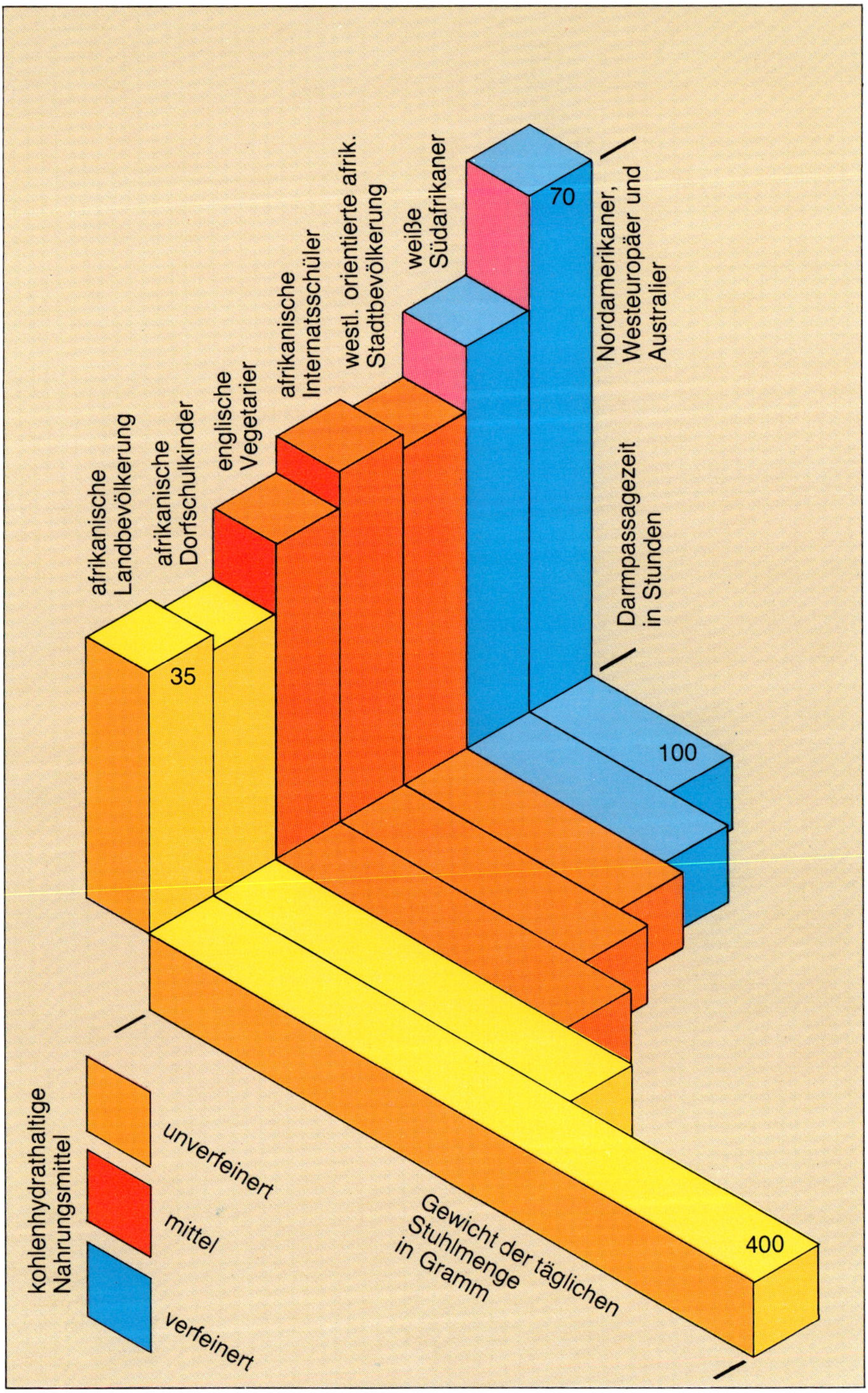
afrikanische Landbevölkerung
afrikanische Dorfschulkinder
englische Vegetarier
afrikanische Internatsschüler
westl. orientierte afrik. Stadtbevölkerung
weiße Südafrikaner
Nordamerikaner, Westeuropäer und Australier
35
70
Darmpassagezeit in Stunden
100
400
Gewicht der täglichen Stuhlmenge in Gramm
kohlenhydrathaltige Nahrungsmittel
unverfeinert
mittel
verfeinert

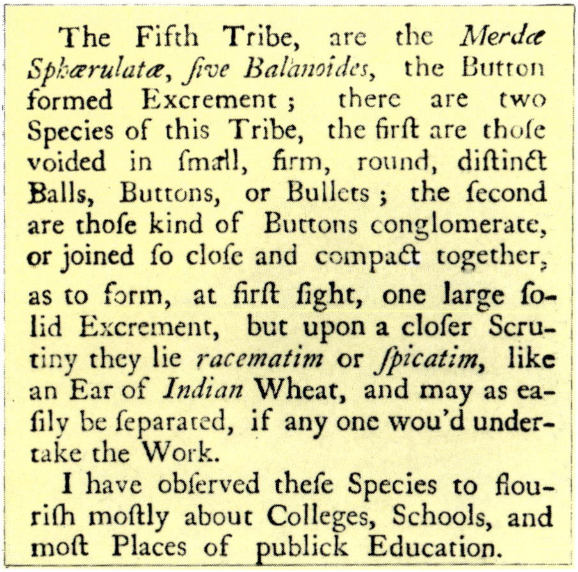
The Fifth Tribe, are the *Merdæ Sphærulatæ*, *five Balanoides*, the Button formed Excrement; there are two Species of this Tribe, the firſt are thoſe voided in ſmall, firm, round, diſtinct Balls, Buttons, or Bullets; the ſecond are thoſe kind of Buttons conglomerate, or joined ſo cloſe and compact together, as to form, at firſt ſight, one large ſolid Excrement, but upon a cloſer Scrutiny they lie *racematim* or *ſpicatim*, like an Ear of *Indian* Wheat, and may as eaſily be ſeparated, if any one wou'd undertake the Work.

I have obſerved theſe Species to flouriſh moſtly about Colleges, Schools, and moſt Places of publick Education.

Abb. 20
Eine Seite aus dem Buch „Human Ordure" (Der menschliche Kot) von *Dean Swift*, auf der die schlechten Stuhlarten beschrieben werden.

**Welche Auswirkungen hat eine ballaststoffreiche Nahrung auf den Stuhl?**

Bei stark ballaststoffreicher Nahrung ist die Stuhlausscheidung meist mengenmäßig groß, blaß in der Farbe, weich in der Konsistenz und schwimmt in Wasser. Bei ballaststoffarmer Nahrung ist das Gegenteil der Fall. Es nützt allem Anschein nach wenig, mehr Wasser oder andere Flüssigkeiten zu sich zu nehmen in der Hoffnung, damit etwas Wirksames gegen die chronische Verstopfung zu tun. Bei Fehlen eines entsprechenden Ballaststoffanteils in der Nahrung wird die Flüssigkeit aus dem Darm resorbiert und einfach als Urin ausgeschieden.
Seit einiger Zeit sind wir auch im Besitz von Kenntnissen über die Beschaffenheit der Stuhlausscheidungen unserer Urväter aus der paläolithischen Vorzeit. Exkremente, die wahrscheinlich aus der Zeit vor über 100 000 Jahren stammen, wurden rehydriert und danach auf ein ursprüngliches Gewicht von etwa 220 g geschätzt. Das entspricht von der Menge her grob einer Stuhlausscheidung der heute in weniger entwickelten Ländern lebenden Menschen, bei denen im Schnitt zwei Darmentleerungen am Tag normal sind. Hieraus kann man schließen, daß das Darmverhalten unserer Urväter aus der Vorzeit dem afrikanischer Dorfbewohner aus der Gegenwart nicht unähnlich war und daß die westlichen Nationen

◀ Abb. 19 Das Gewicht der täglichen Stuhlmenge verschiedener Bevölkerungsgruppen steht in direktem Zusammenhang mit der jeweils in der Nahrung enthaltenen Fasermenge; die Darmpassagezeit der Nahrung steht in einem umgekehrten Verhältnis zur zugeführten Fasermenge. Bei großen Stuhlmengen und niedrigen Darmpassagezeiten sind sämtliche angesprochenen Krankheiten selten.

erst seit etwa achtzig bis hundert Jahren an chronischer Darmverstopfung leiden, weil in der jeweils üblichen Ernährungsweise des Landes zu wenig Ballaststoffe enthalten sind.

## Darmdivertikulose

10% der Bevölkerung in den westlichen Industrieländern über 40 und ein Drittel der über 60jährigen leiden unter Divertikulose. Chronische Verstopfung gilt heute als die ihr zugrundeliegende Ursache.
Bei der Divertikulose handelt es sich um kleine, sackartige Ausstülpungen der Dickdarmwand. Diese Krankheit wurde als erste von der Ärzteschaft einhellig auf chronische Darmverstopfung – und damit auf schlackenarme Kost – zurückgeführt. Das ist insofern bemerkenswert, als man bis vor kurzem Divertikulose ausgerechnet mit einer Beschränkung des Ballaststoffgehalts, also verminderter „Rauhheit" der Nahrung zu behandeln gewohnt war. „Rauhheit" war eigentlich ein unglücklich gewählter Begriff, da er vom Wort her vermuten ließ, daß stark faserhaltige Nahrung einen rauhen Darminhalt und damit eine Reizung der Darminnenwand nach sich ziehen würde. Dies war jedoch eine falsche Vorstellung; „Weichheit" hätte den Sachverhalt besser beschrieben, führt doch der Ballaststoffanteil in der Nahrung eher zu weichem, geschmeidigem Stuhl als zu „rauhem" Darminhalt. Mit Divertikulitis, vielleicht ein geläufigerer Begriff, umschreibt man die Entzündung eines oder mehrerer Divertikel (s. Abb. 21). Infektionen von Divertikeln kommen nicht besonders häufig vor. Divertikel können jedoch Ursache starker Bauchschmerzen sein und zu Unwohlsein führen; im allgemeinen zeigen sie jedoch keine auffälligen Symptome und bleiben oft unentdeckt.

### Wie Divertikel entstehen

Ist der Inhalt des Kolons geschmeidig und vom Volumen her groß, kann er durch die Rhythmik der peristaltischen Bewegungen der Darmwandmuskulatur (s. Abb. 16) leicht vorwärtsbewegt werden. Ist er jedoch hart und von der Menge her klein, weil ihm während der Darmpassage zuviel Wasser entzogen wurde, läßt er sich schlecht befördern, und es bedarf besonderer Anstrengungen der Darmwandmuskulatur, ihn dennoch weiterzutransportieren. Man vergleiche die Leichtigkeit, mit der man ein Stück Butter durch einen Gummischlauch drücken könnte, mit der Anstrengung, die erforderlich wäre, um dasselbe mit einem Stückchen Teer oder ähnlichem zu tun; dann kann man in etwa ermessen, wieviel Arbeit es für die Darmwandmuskulatur bedeutet, festen, knolligen Stuhl durch den Darm hindurchzupressen.

Bei derart gesteigerten Anforderungen wird die Darmwandmuskulatur stärker und dicker in dem Versuch, das geforderte Mehr an Leistung vollbringen zu können; eine entsprechende Druckerhöhung im Darminnern bleibt nicht aus. Mit der Zeit führt der unnatürlich hohe Druck zur Bildung von sackartigen Ausstülpungen der inneren Darmwandauskleidung durch die Darmwand hindurch nach außen. Diese Ausstülpungen

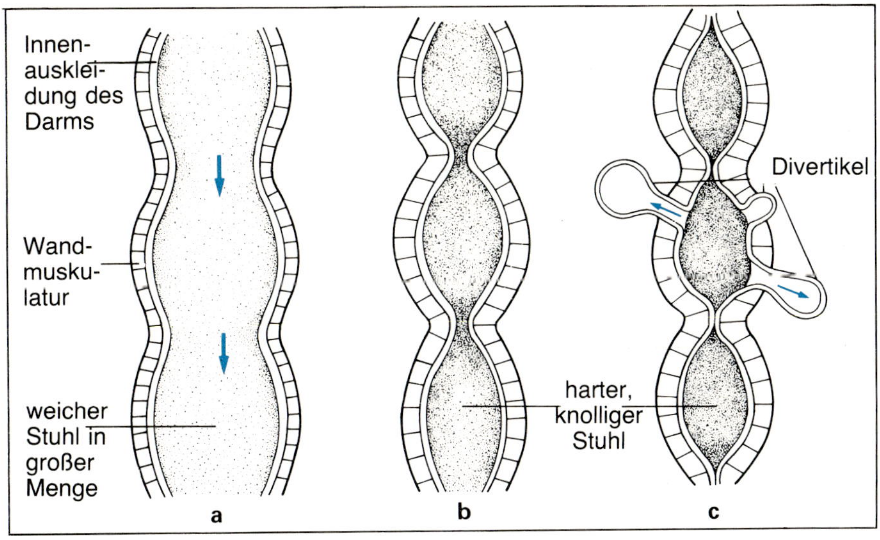


Abb. 21 Kolonquerschnitte

a Bei ballaststoffreicher Nahrung ist der Darminhalt voluminös und weich; er läßt sich leicht durch den Darm transportieren.

b Bei faserarmer Nahrung bedarf es besonderer Anstrengungen der Darmwandmuskulatur, um den harten Stuhl weiterzubefördern; die Muskulatur wird stärker.

c Durch den somit erhöhten Druck kann es schließlich zur Bildung von Ausstülpungen der Darminnenauskleidung durch die Muskelwand kommen. Man nennt sie Divertikel.

nennt man Divertikel (s. Abb. 21). Man muß sich die Divertikelbildung in etwa so vorstellen, als würde sich der Innenschlauch eines Fahrradreifens durch ein Loch im äußeren Reifenmantel nach außen vorwölben, oder als würde man mit einem Klumpen Lehm in der Hand die Finger zu einer Faust schließen und dabei das weiche Material durch die engen Fingerzwischenräume nach außen pressen (s. Abb. 22).

Da man heute besser über die Funktion von Ballaststoffen in der Nahrung Bescheid weiß, ist man völlig davon abgekommen, Divertikulose mit einer ballaststoffarmen Diät behandeln zu wollen. Wenn wir davon ausgehen, daß der mit chronischer Verstopfung einhergehende knollige, harte Stuhl zur Divertikelbildung geführt hat, ist mit einer Therapie feuchter, geschmeidiger Stuhl großen Volumens anzustreben – und der wiederum ist das Ergebnis einer besonders ballaststoffreichen Kost. Dr. Kenneth Heaton, einer der führenden Männer in der Ballaststoff-Forschung, hat das richtige Rezept für ein zufriedenstellendes Darmverhalten auf die knappe Formel „hart rein – weich raus“ reduziert; das heißt ganz einfach, daß Nahrung mit hohem Ballaststoffgehalt geschmeidigen Stuhl zur Folge hat. Die Formel stimmt jedoch insofern nicht ganz, als ballaststoffreiche Nahrung nicht notwendigerweise auch hart sein muß.

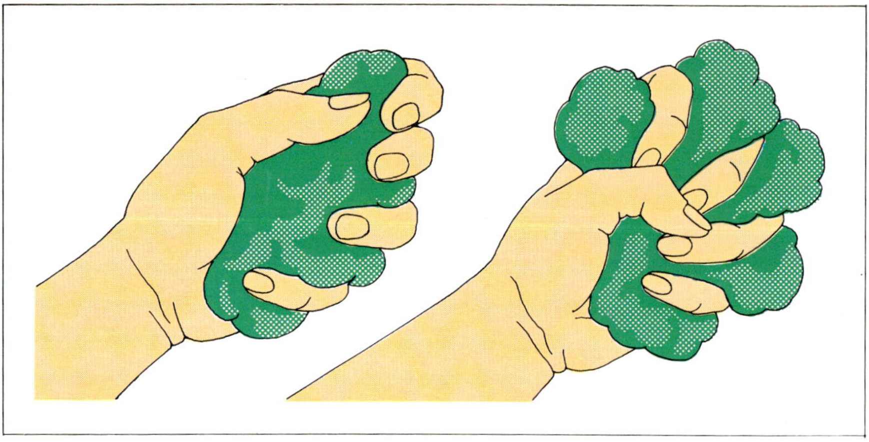

Abb. 22 Die Divertikelbildung muß man sich vorstellen, als würde weicher Lehm in der Hand beim Schließen einer Faust durch die engen Fingerzwischenräume nach außen gequetscht.

Diese neugewonnenen Einsichten in die Vorgänge um die Divertikulose erklären auch, warum dieses Leiden in den westlichen Industrieländern noch vor etwa sechzig Jahren so selten war; vor dieser Zeit waren in der Ernährung dieser Länder noch ausreichende Mengen von Ballaststoffen enthalten. Das ist auch der Grund dafür, daß die Divertikulose in den Ländern der Dritten Welt, wo die tägliche Nahrung eine ausreichende Ballaststoffmenge enthält, bis heute fast völlig unbekannt ist.

Liegt eine Erkrankung erst einmal vor, reichen die Suche nach ihrer Ursache und ihre Beseitigung allein noch nicht aus, um die Krankheit loszuwerden; oft ist dazu irgendeine Form der Behandlung notwendig. Auf der anderen Seite ist es aber auch sinnlos, eine Behandlung gegen eine bestimmte Krankheit durchzuführen, ohne dabei gleichzeitig zu versuchen, die ursächlichen Faktoren zu beseitigen oder in ihrer Wirkung einzuschränken. Man reißt ja auch ein Kind nicht aus dem Feuer, um seine Wunden zu behandeln und es dann wieder den Flammen preiszugeben, denen es seine ersten Wunden zu verdanken hatte. Die Ausschaltung der Ursache ist immer besser als das „Herumdoktern" an den Symptomen. Besser dichtet man z. B. das Leck in einer Leitung ab, als daß man ständig Eimer zum Auffangen des auslaufenden Wassers darunter stellen würde.

In diesem Sinne sollte jede Divertikulosebehandlung von einer Umstellung der Ernährung begleitet sein. In fast allen Krankenhäusern in Großbritannien und auch in den USA werden sämtliche Divertikulosepatienten auf eine stark ballaststoffhaltige Diät gesetzt, ganz gleich, ob sie symptomatische Beschwerden haben oder nicht. Mit diesem Vorgehen konnte der Prozentsatz an Patienten, deren Zustand eine Operation erforderlich machte, um beachtliche 90% gesenkt werden.

## Blinddarmentzündung (Appendizitis)

Ich habe bereits an anderer Stelle auf den Zusammenhang zwischen fortschreitender wirtschaftlicher Entwicklung und dem Vorkommen von Blinddarmentzündungen aufmerksam gemacht (S. 26) und dabei besonders auf das seltene Auftreten von Blinddarmentzündungen bei Naturvölkern und auf den signifikanten Rückgang von Fällen während der Lebensmittelrationierungen im Zweiten Weltkrieg hingewiesen. Bei Dorfbewohnern in Ländern der Dritten Welt kommt Blinddarmentzündung selten vor. Bei Afrikanern allerdings, die von ihren Heimatländern zur Ausbildung nach Europa geschickt worden waren, entwickelte sich eine gewisse Bereitschaft für Blinddarmentzündungen, was selten vorkam, solange sie sich in ihrer Heimat aufhielten. Bei afrikanischen Soldaten gab es im Zweiten Weltkrieg die ersten Fälle von Blinddarmentzündung, als sie ihre Versorgung mit britischer Armeeverpflegung durchgesetzt hatten.
Prof. Rendle-Short berichtete 1920 über das seltene Vorkommen von Blinddarmentzündungen bei Strafgefangenen in Großbritannien, die eine im Vergleich zur normalen Durchschnittskost viel gröbere Nahrung bekamen. Ähnliches geht aus einer kürzlich in Wales durchgeführten Studie hervor, derzufolge das Risiko einer Blinddarmentzündung bei Vollkornbrotessern geringer ist als bei denjenigen, die sich vorwiegend von Weißbrot ernähren.

### Was ist eine Blinddarmentzündung?

Der Blinddarm (Appendix) ist ein sackartiger, etwa 6 cm langer Wurmfortsatz am Anfang des Dickdarms, dem sogenannten Zökum (s. Abb. 23).
Der Begriff „Appendizitis“ weist auf eine Entzündung des Appendix hin. Das Anfügen der Endung -itis an den Namen eines inneren Organs bedeutet immer eine Entzündung des betreffenden Organs. So deuten die Begriffe Tonsillitis, Divertikulitis, Gastritis und Hepatitis auf Entzündungen der Mandeln, der Divertikel, des Magens und der Leber hin. Eine Blinddarmentzündung wird allerdings nicht durch Bakterienbefall hervorgerufen; es kommt hier vielmehr zu einer Infektion aufgrund einer Obstruktion, d. h. eines Verschlusses des Blinddarmganges.

Wie kommt es zum Verschluß? Wie erklärt sich das extrem verschieden häufige Auftreten von Appendizitis in den Regionen der Welt? Warum sind mehr junge als alte Menschen betroffen? Warum ist das Auftreten von Blinddarmentzündungen im Verbund mit bestimmten Virusinfektionen besonders häufig? Auf all diese Fragen soll hier eine Antwort gegeben werden.

In vielen Fällen ist ein kleines, etwa erbsengroßes, hartes Stück Kot, ein Kotstein, die Ursache des Verschlusses (s. Abb. 23). Möglich ist seine Bildung aber nur bei verhärtetem Stuhl, wie er als Ergebnis schlackenarmer Kost zustande kommt. Liegt eine Blockierung durch einen Kotstein nicht vor, kommen auch krampfartige Muskelkontraktionen in der Wand des Wurmfortsatzes in Frage; die Muskulatur kann sich etwa verstärkt zusammenziehen in dem Versuch, einen festen Kotpartikel aus dem engen Hohlraum in den Dickdarm auszutreiben. Ein solcher Muskelspasmus kann den Appendix bei festem Darminhalt in seiner ganzen Breite verschließen.

Grund für Veränderungen, die zu einem Verschluß im Innern des Appendix führen können, ist aber nicht nur die möglicherweise zu harte Beschaffenheit des Darminhalts, sondern unter Umständen auch die Größe seines Innendurchmessers. Letzteres ist bisher noch nicht besprochen worden. Etwa bis zum Alter von 20 Jahren nimmt das lymphoide Gewebe (es handelt sich um die gleiche Gewebeart wie in den Lymphdrüsen und den Mandeln) in der Wand des Appendix breiten Raum ein und verkleinert so seinen inneren Durchmesser. Mit zunehmendem Alter bildet sich dieses Gewebe zurück. Durch eine Infektion wird ein Anschwellen des lymphoiden Gewebes verursacht, wodurch sich die Lichtung des Appendix noch mehr verengt; damit wird ein eventueller Verschluß immer wahrscheinlicher. Das könnte einmal das vermehrte Auftreten von Blinddarmentzündungen bei jüngeren Menschen erklären und zum anderen klarstellen, warum Blinddarmentzündungen manchmal im Gefolge von Virusinfektionen auftreten, denn eine Infektion führt zu Schwellungen lymphoiden Gewebes.

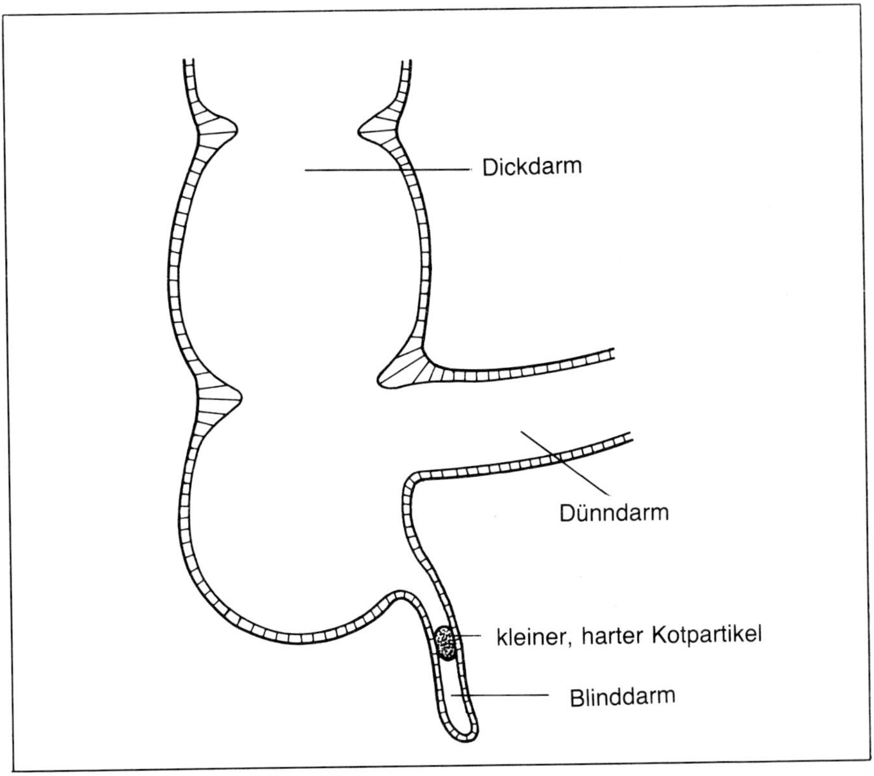


Abb. 23 Ein kleiner, harter Kotpartikel verstopft den Blinddarm.

Hat sich ein Appendix entzündet, ist eine rasche Behandlung erforderlich. Wenn auch bei leichteren Fällen nach Antibiotikabehandlung eine Besserung eintritt, bleibt doch die chirurgische Entfernung des Wurmfortsatzes die Methode der Wahl. Begibt sich der Patient erst einige Tage nach Beginn der Entzündung in ärztliche Behandlung, kann sich die Infektion bereits ausgeweitet und zur Bildung eines Abszesses geführt haben. Unter Umständen geht dieser Abszeß nach der Verabreichung von Antibiotika zurück, sonst ist eine chirurgische Drainage durchzuführen. Im einen wie im anderen Fall ist jedoch angezeigt, den Appendix nach Abklingen der Infektion zu entfernen.

Bei verschiedenen Bevölkerungsgruppen ist zwischen der Faserstoffaufnahme und der Häufigkeit von Blinddarmentzündungen ein umgekehrtes Abhängigkeitsverhältnis festgestellt worden. Vor einer Blinddarmentzündung scheint man sich am besten schützen zu können, wenn man darauf achtet, seinen Stuhl weich und geschmeidig zu halten. Das ist durch eine ausreichende Ballaststoffaufnahme mit der täglichen Nahrung zu erreichen. Wir können an der Beschaffenheit oder der Menge des lymphoiden Gewebes in unserem Blinddarm nichts ändern und sein Anschwellen im Entzündungsfall auch nicht verhindern. Es liegt allerdings in unserer Hand, die Konsistenz unseres Darminhalts durch Befolgen einfachster Ernährungsvorschriften, wie sie in Kap. 12 vorgelegt werden, zu beeinflussen.

Nach augenblicklichem wissenschaftlichen Kenntnisstand ist mangelnder Ballaststoffgehalt der Nahrung die einzige stichhaltige Erklärung für die Entstehung einer Blinddarmentzündung; sie stimmt mit den klinischen, pathologischen und epidemiologischen Kennzeichen der Erkrankung überein. Auch in diesem Fall scheint die richtige Vorbeugung in der Änderung falscher Ernährungsgewohnheiten zu liegen. Alle drei in diesem Kapitel behandelten Krankheiten stehen mit zu festem Darminhalt in Zusammenhang. Auch Kap. 7 beschäftigt sich mit dem Darminhalt, allerdings mehr in bezug auf den Bauchinnendruck, der sich erhöht, wenn zu harter Stuhl ausgeschieden werden soll.

# 7 Krankheiten in Zusammenhang mit erhöhtem Bauchinnendruck

Die drei in diesem Kapitel beschriebenen Krankheitsbilder, nämlich Hiatushernien, Krampfadern und Hämorrhoiden, werden zum Teil auf eine Erhöhung des Drucks in den den Bauchinnenraum auskleidenden Muskelwänden aufgrund starken Pressens bei der Stuhlausscheidung zurückgeführt. Einmal mehr scheint das Problem zu großen Wasserentzugs aus dem Darminhalt Grund allen Übels zu sein, denn dadurch wird der Stuhl hart und knollig, ist schwer abzusetzen und führt zu echten Stuhlbeschwerden.

## Darmentleerung

Defäkation ist der medizinische Fachbegriff für Stuhlentleerung. Fester, kleinknolliger Stuhl hat bei der Ankunft im Rektum, dem letzten Teilabschnitt des Darms, besondere Auswirkungen auf den Vorgang der Stuhlentleerung. Es ist nämlich ein kraftvolles Kontrahieren der Bauchwandmuskulatur erforderlich, um diesen Stuhl ausscheiden zu können. Eine widerspenstige, unnachgiebige Masse festen Darminhalts ist ohne jeden Zweifel schwerer durch den Analkanal, wie die letzten Zentimeter des Verdauungstraktes genannt werden, zu pressen als eine weiche, geschmeidige Masse. Der Analkanal hat einen viel kleineren Durchmesser als das davorliegende Darmstück und ist von einem ringförmigen Muskel, dem Sphinkter, umgeben. Bei Schließung dieses Muskels wird eine weitere Passage des Darminhalts verhindert, etwa so, wie man mit einem Stück Schnur einen Gummischlauch abbinden kann. Der Sphinkter befindet sich meist in kontrahierter Stellung, um ein ungewolltes Austreten des Darminhalts zu verhindern; er entspannt sich, wenn Kot ausgeschieden werden soll. In gewissem Sinne kann man seine Funktion mit der eines Zapfens oder Hahns vergleichen, aus dem nur Wasser herausläuft, wenn er geöffnet ist. An dem Vorgang der Stuhlentleerung ist darüber hinaus noch ein anderer Mechanismus beteiligt. Ist der Enddarm entsprechend gefüllt, löst die Dehnung eines Muskels in der Enddarmwand dessen Kontraktion aus; daraufhin spürt man einen Entleerungsreiz. Durch die Muskelkontraktion wird der Stuhl aus dem Enddarm ähnlich wie Zahncreme aus der Tube herausgedrückt; der Afterschließmuskel öffnet sich dabei, um den Darminhalt hindurchzulassen.

### Beschwerden bei der Stuhlentleerung

Ehe durch die Muskulatur des Enddarms der Entleerungsreiz ausgelöst wird, muß der Enddarm etwa mit 200 g Stuhl gefüllt sein. Bei der modernen, typisch westlichen Kost ohne ausreichenden Ballaststoffanteil

kommt eine solche Menge jedoch selten zustande; die entsprechende Kontraktion des Muskels in der Enddarmwand bleibt aus und infolgedessen muß die Bauchwandmuskulatur eine größere Leistung erbringen, um den festen Kot aus dem Darm herauszupressen (s. Abb. 21). Starkes Pressen bei der Stuhlentleerung ist ein typisches Merkmal unserer westlichen Lebensweise.
Davon abgesehen wird unsere Darmentleerung möglicherweise noch durch einen weiteren Faktor erschwert. Normalerweise müßte der Mensch beim Stuhlgang eine hockende Stellung einnehmen; das war selbst in den westlichen Ländern noch bis vor hundert Jahren der Fall und ist in weiten Teilen der Welt heute immer noch so. In dieser Stellung drücken sich die Oberschenkel gegen die Bauchwand, was eine die Stuhlentleerung unterstützende Wirkung hat. Der moderne Mensch setzt sich lieber, wohl weil er von vornherein weiß, daß er länger auf seinen Stuhlgang warten muß. Pressen erhöht den Druck im Bauchinnenraum beträchtlich. Einige der sich aus erhöhtem Intraabdominaldruck bei starkem Stuhlpressen ergebenden Folgen werden genauer erläutert.

## Hiatushernie

Eine Hiatushernie liegt vor, wenn der obere Teil des Magens von der Bauchhöhle her nach oben in den Brustraum durchgebrochen ist. Als Brustraum bezeichnet man die Körperregion oberhalb des Zwerchfells, d. h. der Muskelplatte, die Bauch- und Brusthöhle voneinander trennt (s. Abb. 16). In der Brusthöhle befinden sich Herz und Lunge, und normalerweise mündet die Speiseröhre (Ösophagus) gleich unterhalb des Zwerchfells in den Magen.
Ein Bruch des Magens nach oben durch die Spalte im Zwerchfell hindurch, die für den Durchtritt der Speiseröhre vorgesehen ist, nennt man Hiatushernie (s. Abb. 24). In Nordamerika werden bei Röntgenuntersuchungen des Magens nach Einnahme einer bariumhaltigen Kontrastmittelmahlzeit bei einem Fünftel aller Erwachsenen in den mittleren Lebensjahren Hiatushernien festgestellt. Besondere Symptome gibt es in den meisten Fällen nicht, jedoch sind Hiatushernien oft der Grund für Sodbrennen. Beides kommt in Ländern der Dritten Welt selten vor.
Eine Ausstülpung des Magens durch das Zwerchfell hindurch nach oben läßt sich nur auf Druck von unten oder auf Zug von oben oder auf eine Kombination von beidem zurückführen.
Die wahrscheinlichste Ursache für die Entstehung einer Hiatushernie ist starker Druck von unten. Was hat es damit auf sich?
Schneidet man in einen Tennisball ein Loch (s. Abb. 25a), füllt den hohlen Ball mit Wasser und drückt ihn dann fest zusammen, spritzt das Wasser wie eine Fontäne aus dem Loch heraus (s. Abb. 25b). Die Bauchhöhle ist einem solchen Tennisball vergleichbar. In der sie umgebenden Wand befindet sich ein Schlitz für den Durchtritt der Speiseröhre zum Magen. Von der Wirkung her dem Zusammendrücken des Tennisballs vergleichbar, zieht sich die Muskulatur z. B. bei starkem Pressen

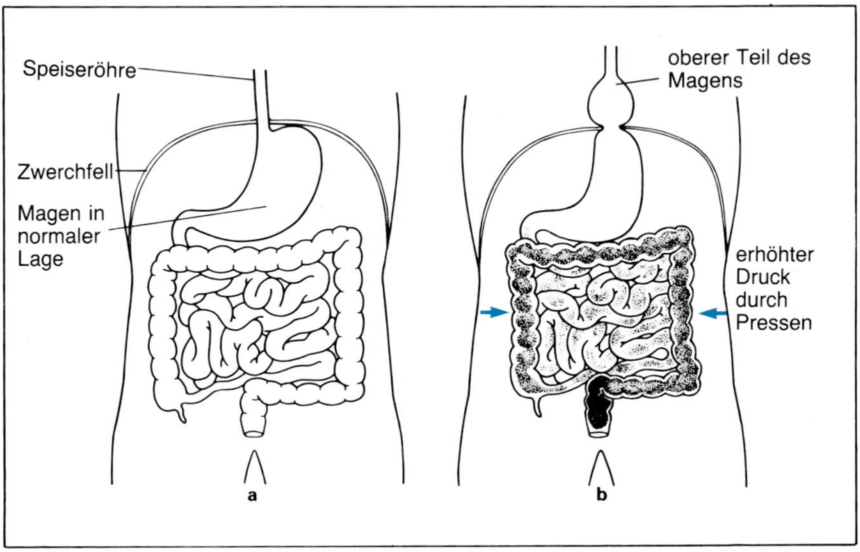


Abb. 24 Steigender Druck im Bauchinnern durch starkes Pressen bei dem Versuch, harten Darminhalt aus dem Rektum hinauszubefördern, kann den oberen Teil des Magens im Gegensatz zur Normalposition (a) durch die Lücke im Zwerchfell (b) nach oben schieben, die der Speiseröhre als Durchgang zum Magen dient. Dies gilt als die häufigste Ursache für die Entstehung von Hiatushernien.

während einer Stuhlentleerung gewaltsam zusammen. Der obere Teil des Magens wird dabei aus dem Bauchraum hinausgequetscht wie das Wasser aus dem aufgeschlitzten Tennisball. Das ist die einzige Erklärung für die Entstehung von Hiatushernien, die sich mit dem geographischen Verteilungsmuster dieses Krankheitsbildes vereinbaren ließe, auch wenn der eben beschriebene Vorgang noch nicht als endgültig erwiesen angesehen werden kann.

Untersuchungen aus neuerer Zeit haben ergeben, daß der Druck im Bauchinnern beim Pressen während einer Stuhlentleerung auf über 90 cm Wassersäule ansteigt, im Brustraum dagegen nur auf 67 cm Wassersäule. Der Druck ist also unterhalb des Zwerchfells um ein Vielfaches größer. Die mit besagter Studie beschäftigten Forscher stellten fest, daß ihre Ergebnisse eine Bestätigung der Hypothese darstellten, daß Pressen bei der Darmentleerung bei der Entstehung von Hiatushernien eine wichtige Rolle spielt.

Hiatushernien, Divertikulose und Gallensteine weisen die gleichen geographischen Verteilungsmuster auf und kommen auch bei einzelnen Patienten gemeinsam vor. Das deutet darauf hin, daß alle drei Krankheiten eine gemeinsame Ursache haben. Einmal mehr scheint unsere Lebensweise, insbesondere unsere ballaststoffarme Kost, einen großen Teil der Schuld an der Entstehung dieser Beschwerden zu tragen.

Sodbrennen wird durch das Zurücklaufen von Magensäften in die Speiseröhre verursacht. Befindet sich die Bindestelle zwischen Speiseröhre und

Magen in normaler Lage unterhalb des Zwerchfells, verhindert ein das untere Ende der Speiseröhre umschließender Muskel den Rückfluß. Ist nun der Magen nach oben in den Brustraum durchgebrochen, verliert der Verschlußmechanismus am unteren Ende der Speiseröhre (er wirkt normalerweise wie ein Ventil und verhindert durch sein Zusammenziehen den Durchfluß von Magensäften nach oben) an Wirkung, und es kann saurer Mageninhalt aufsteigen.
Sodbrennen wird oft mit alkalischen Medikamenten behandelt, um die sauren Magensäfte zu neutralisieren, welche die Innenauskleidung der Speiseröhre reizen. Hochlagern des Kopfes während der Nachtruhe wird dazu beitragen, die Menge der aufsteigenden Magensäfte gering zu halten. Bei Patienten mit ständigen Schmerzen ist manchmal eine Operation angezeigt, um den schmerzhaften Zustand zu beseitigen und den oberen Teil des Magens wieder in seine ursprüngliche Lage unterhalb des Zwerchfells zurückzubringen. Ballaststoffreiche Nahrung würde das mit der Bildung von Hiatushernien in Zusammenhang stehende Stuhlpressen verringern helfen und unter Umständen eine Operation überflüssig machen.

## Krampfadern (Varizen)

Wenn sich Venen erweitern und serpentinenartig geschlängelt unter der Haut hervortreten, spricht man von Krampfadern oder Varizen. Die gelegentlich aufgrund einer Blockierung tiefliegender Beinvenen durch Blutgerinnsel auftretenden Krampfadern seien aus unserer Betrachtung ausgeklammert.
Aus den Beinen fließt das Blut durch die Venen zum Herzen zurück. Um die Schwerkraft zu überwinden, d. h. um sicherzustellen, daß es nicht nach unten sackt, sondern aufwärts dem Herzen zu fließt, sind die Venen mit einer Reihe von Ventilen, sogenannten Venenklappen, versehen, die einen herzwärts gerichteten Blutstrom zulassen, einen Rückfluß nach unten aber verhindern. Der nach oben gerichtete Blutstrom wird durch Kontrahieren der die tiefliegenden Venen umgebenden Muskeln unterstützt; die Muskeln „melken“ gewissermaßen die Venen in die eine Richtung, nämlich herzwärts, aus (s. Abb. 26). Der ganze Vorgang ähnelt im Prinzip einem Pumpsystem, das Wasser bergauf befördert und bei dem ein Rückfluß durch zwischengeschaltete Ventile verhindert wird.
Die für ein Anschwellen und nachfolgende Verlaufsveränderung besonders anfälligen Venen liegen dicht unter der Hautoberfläche, wo sie im Gegensatz zu den tiefliegenden Venen weniger durch die sie umgebende Muskulatur gestützt werden. Zur Bildung von Varizen kommt es, wenn die Venenklappen nicht mehr einwandfrei funktionieren und die jeweils unter ihnen liegenden Gefäßabschnitte nicht mehr gegen rückfließendes Blut abzuschützen vermögen (s. Abb. 27).
Werden Krampfadern durch eine angeborene Schwäche der Venengefäßwände oder der Venenklappen verursacht? Es gibt keinen Anhaltspunkt dafür. Der Grund für eine verminderte Funktionsfähigkeit der Venen ist

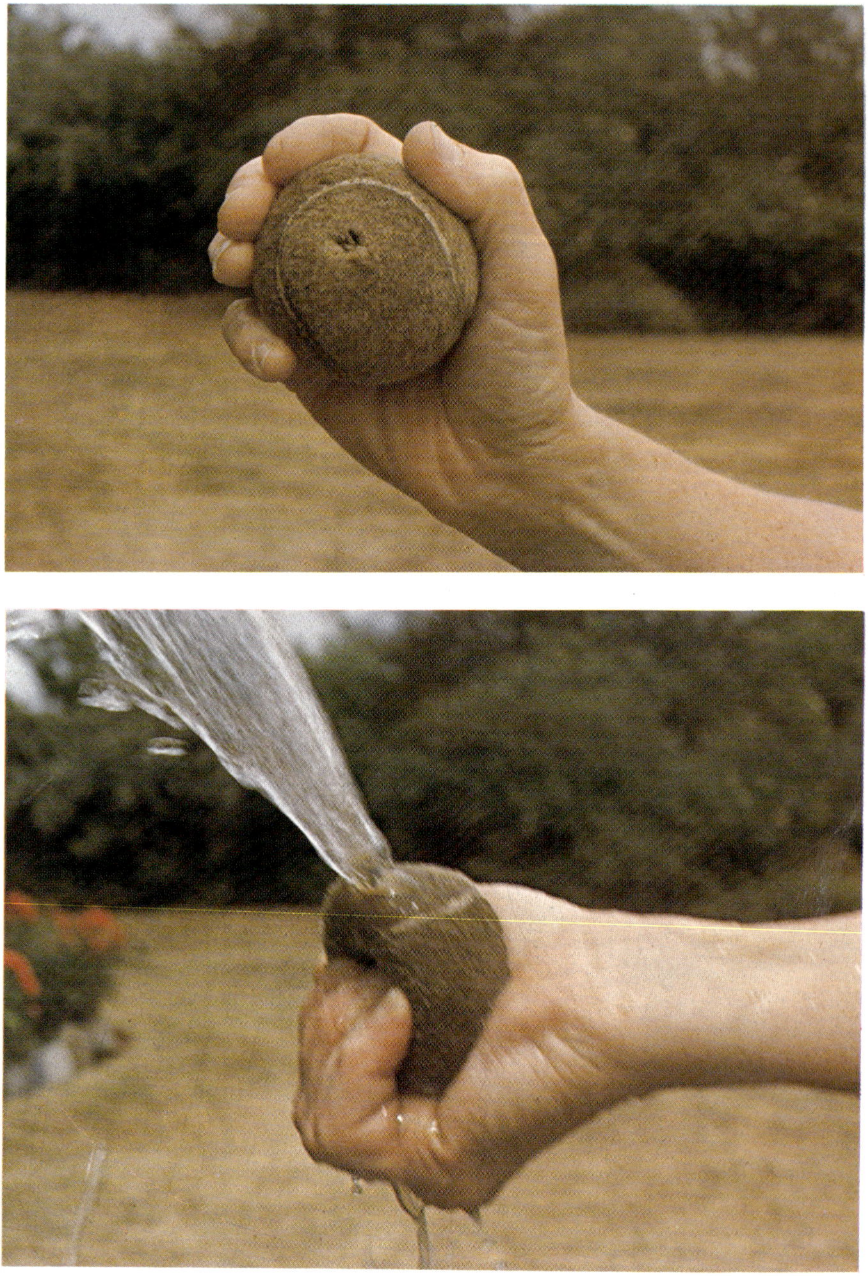

Abb. 25a und b Die Entstehung einer Hiatushernie ist der Art und Weise vergleichbar, wie man Wasser aus einem Tennisball mit Loch herausspritzen lassen kann.

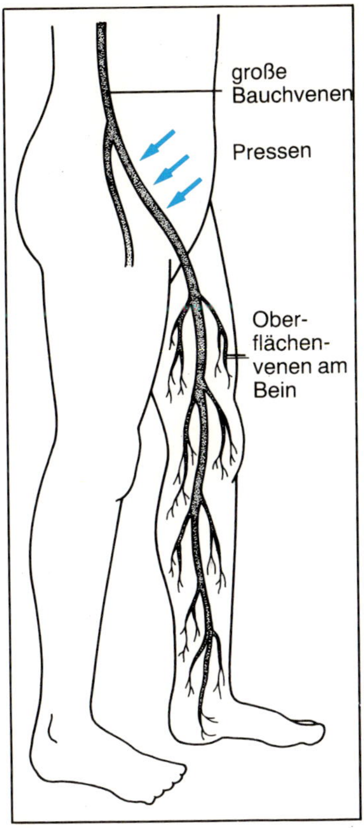


Abb. 26 Venenklappen sorgen dafür, daß das Blut nur nach oben in Richtung Herz fließen kann.

am ehesten darin zu suchen, daß Pressen bei der Stuhlentleerung das Blut in die Venen drückt und sie weitet, so daß die Klappen nicht mehr ordnungsgemäß funktionieren können. Zu dem geschlängelten Verlauf der Venen kommt es, weil das Gewicht des abwärts drückenden Blutes mit großem Druck auf die Gefäßwände wirkt, welche nicht durch umliegende Muskeln von außen gestützt werden.

### Hinweis auf einen ursächlichen Umweltfaktor

Die Bevölkerung der westlichen Industrie- und Wohlstandsländer leidet viel stärker unter Krampfadern als die Bewohner dörflicher Siedlungen in den Entwicklungsländern. Frauen sind dabei in den Industrieländern häufiger betroffen als Männer – allerdings nicht so viel häufiger, wie es die Statistiken über Krankenhausaufenthalte vermuten lassen, da Frauen schon aus kosmetischen Gründen eher dazu neigen, sich in Behandlung zu begeben. Im Normalfall sind Krampfadern nicht schmerzhaft und gelten nicht als Grund für eine Arbeitsunfähigkeit.

In den Entwicklungsländern kommen Krampfadern dagegen häufiger bei Männern vor. In armen Ländern mit hohen Geburtsraten sind Krampfadern weit seltener als in wohlhabenderen Ländern mit erheblich niedrigeren Geburtsraten. Deshalb ist heute nicht mehr vertretbar, Schwangerschaften oder die früher von Frauen getragene einengende Kleidung als Hauptgründe für die Entstehung von Krampfadern heranzuziehen.

Auch aus epidemiologischen Untersuchungen geht hervor, daß anlagebedingte Faktoren entgegen weit verbreiteten Ansichten als hauptsächliche Ursache von Krampfadern ausscheiden. Ein Blick auf die Verbreitung von Krampfadern bei verschiedenen Völkern der pazifischen Inselwelt zeigt, daß die Varizenbildung mit der westlichen Kultur enger in Zusammenhang steht als mit sonst einem Faktor. Aus einer entsprechenden Studie geht hervor, daß das Krampfaderproblem dort, wo die traditionellen Lebensformen den geringsten Änderungen unterworfen waren, am kleinsten war und am größten dort, wo das Leben am stärksten den

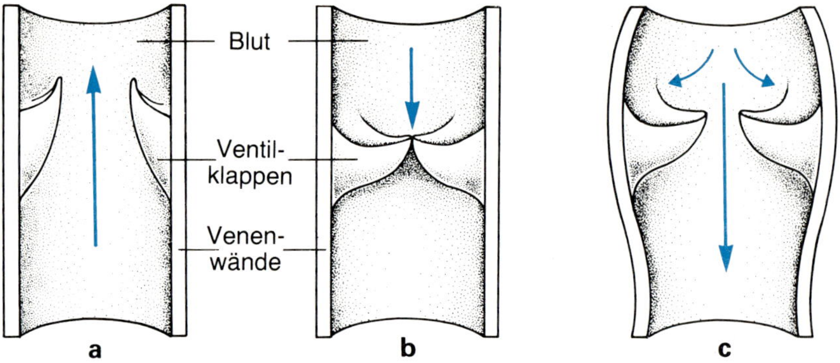


Abb. 27 **Wie es zur Entstehung von Krampfadern kommen kann**
a Die Venenklappen gestatten nur den Durchfluß eines herzwärts gerichteten Blutstroms.
b Sie verhindern den Rückfluß durch das Schließen der Ventilklappen.
c Wird das Blut in der Vene eine Zeitlang nach unten gedrückt, dehnen sich die Venenwände, und die Klappen schließen nicht mehr.

Einflüssen westlichen Lebensstils unterlag. Bei den neuseeländischen Maori-Frauen treten Krampfadern viel häufiger auf als bei der weißen Bevölkerung Neuseelands. Inseln mit ausgesprochener Mischkultur wie etwa die Cooks-Inseln im Pazifik, auf denen das Leben sowohl von traditionellen Lebensformen als auch von westlichen Einflüssen geprägt ist, sind auch durch eine mittlere Häufigkeit von Krampfadern gekennzeichnet.

In den USA kommen Krampfadern heute bei schwarzen und weißen Amerikanern gleich häufig vor. In den ländlichen Regionen Afrikas aber sind Krampfadern überall relativ selten. Da die schwarzen Amerikaner ja aus Afrika stammen, können genetische Gründe also eigentlich nicht als Erklärung für die Bildung von Krampfadern herangezogen werden, sonst müßten die Schwarzamerikaner auch heute noch eine geringere Anfälligkeit gegenüber Krampfadern zeigen. Erbfaktoren spielen hier zwar wahrscheinlich eine sekundäre Rolle, aber das Vorkommen einer Krankheit bei mehreren Mitgliedern einer Familie muß nicht gleich ein zwingender Beweis für eine entsprechende anlagebedingte Bereitschaft sein. Die Erkrankungen könnten auch darauf zurückzuführen sein, daß in Familien eben oft gleiche Ernährungs- und sonstige Lebensgewohnheiten vorherrschen.

Einige meinen, daß eine ganztägige, im Stehen verrichtete Tätigkeit die Bildung von Krampfadern begünstigen würde, da permanentes Stehen zu übermäßigem Druck in den Beinvenen führe. Wenn das tatsächlich so wäre, warum leiden dann die Fahrer der auf S. 27 bereits erwähnten

Dreiradtaxis stärker unter Krampfaderbeschwerden als Friseure? Beide sind schließlich den ganzen Tag auf den Beinen. Die Antwort besteht einfach darin, daß die Betreiber der Fahrradtaxis, einer modernen Form der alten chinesischen Rikschas, zur Fortbewegung ihrer Fahrzeuge unter Erhöhung des Bauchinnendrucks fest in die Pedale treten müssen, während die Friseure einfach nur stehen. Wenn auch Erhöhungen des Bauchinnendrucks hauptsächlich auf das Pressen bei der Entleerung des Darms von hartem, knolligem Stuhl zurückzuführen sind, so kann doch die anstrengende Tätigkeit der Fortbewegung der Fahrradtaxis ähnliche Wirkungen hervorrufen.

Man kann dagegenhalten, daß jede schwere körperliche Arbeit eine stärkere Beanspruchung der Bauchmuskulatur mit sich bringt. Es ist jedoch gezeigt worden, daß selbst bei einer so enormen Anstrengung, wie sie das Gewichtheben bedeutet, ein Druck im Bauchinnern erzeugt wird, der weit unter den Werten bleibt, die durch kräftiges Pressen während des Stuhlgangs entstehen.

Dieser durch das Pressen beim Ausscheiden harten, knolligen Stuhls hervorgerufene Druckanstieg im Bauch hat sich als Hauptursache für die Entstehung von Hiatushernien und Krampfadern herausgestellt. Zudem kann man wohl auch davon ausgehen, daß Krampfadern und Divertikulose eine gemeinsame Ursache haben. Beide Krankheitsbilder treten meist in den gleichen Bevölkerungsgruppen auf, und bei Divertikulosepatienten ist die Wahrscheinlichkeit der Krampfaderbildung größer als bei ganz Gesunden. Wieder einmal zeigt sich, daß die zu harte Beschaffenheit des Darminhalts eine Reihe von Folgen nach sich zieht, die weit über die Beschwerden der chronischen Darmverstopfung hinausgehen.

Ist es erst einmal zur Entstehung von Krampfadern gekommen, bringt die Beseitigung der Ursache allein noch keine Abhilfe. Eine Behandlung ist bei Krampfadern oft nicht nötig, teils aber aus kosmetischen Gründen erwünscht. Dort, wo behandelt werden muß, kann eine Besserung vielfach durch Injektion einer krampfaderverödenden Flüssigkeit in die betreffende Vene erreicht werden, welche die Gefäßwände verklebt, somit den Durchfluß blockiert und ein Rücklaufen des Blutes unmöglich macht. In schwereren Fällen kann eine Ligatur angezeigt sein; hierbei wird die Vene abgebunden und damit von der Blutversorgung abgeschnitten. Gegebenenfalls kann eine chirurgische Entfernung eines Teils der erkrankten Vene erfolgen.

Bei jüngeren Menschen im Alter von unter 20 Jahren sind Krampfadern selten, werden aber mit zunehmendem Alter immer häufiger. Das deutet darauf hin, daß die Ursache in einer immer stärker werdenden und sich summierenden, langfristigen Wirkung eines Umweltfaktors zu suchen ist. Da Krampfadern bei Tieren nicht vorkommen, liegt der Schluß nahe, daß die grundlegende Ursache speziell in der menschlichen Lebensweise liegen muß. Es sprechen also viele Anzeichen dafür, daß mangelnder Pflanzenfasergehalt unserer Nahrung eine bedeutende Ursache für Krampfadern ist.

## Hämorrhoiden

Wie bereits erwähnt, sind Hämorrhoiden in allen Ländern verbreitet. Allerdings treten sie bei der Bevölkerung der westlichen Welt viel häufiger auf als bei den Menschen in den ärmeren Ländern der Dritten Welt. Bevor wir nach den Ursachen fragen, wollen wir uns jedoch erst einmal mit der Frage beschäftigen, was Hämorrhoiden eigentlich genau sind und wie sie entstehen können. Zunächst muß zwischen echten Hämorrhoiden und kleinen, empfindlichen bis schmerzhaften Schwellungen in der näheren Umgebung des äußeren Analrings, den sogenannten äußeren Hämorrhoiden, unterschieden werden; hierbei handelt es sich um kleine Blutgerinnsel, die auf das Platzen kleiner, an der Hautoberfläche liegender venöser Blutgefäße zurückgehen. Sie wiederum sind abzugrenzen gegen harmlose Hautzipfel, bei denen es sich um eine ganz gewöhnliche Erscheinung in der Gegend des Analrings handelt.
Noch bis vor kurzem ging man allgemein davon aus, daß Hämorrhoiden sozusagen Krampfadern der Venen im Analbereich und somit den Krampfadern in den Beinen vergleichbar seien; neuere Untersuchungen weisen jedoch in eine andere Richtung. Nach heutigem Stand der Kenntnisse handelt es sich bei Hämorrhoiden allem Anschein nach um einen Vorfall der stark mit Blutgefäßen durchzogenen normalen Schleimhaut-

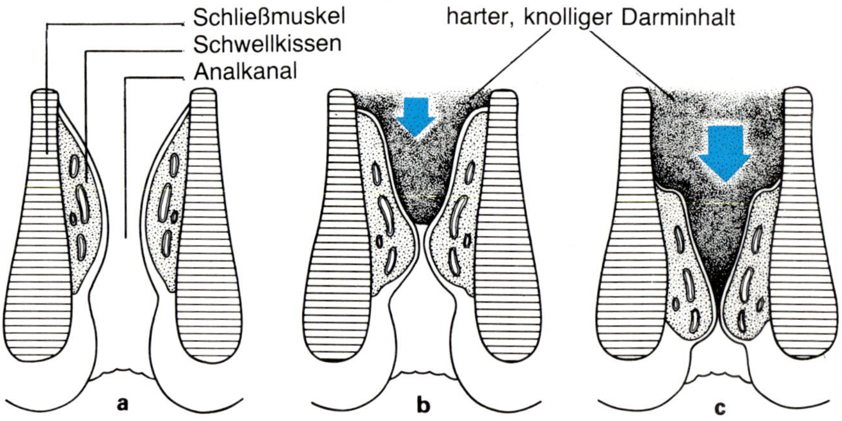


Abb. 28
a In normaler Position verhindern die Schwellkissen ein Durchtreten des Darminhalts nach außen.
b Durch die Passage harten Stuhls werden sie nach unten gedrängt.
c Schließlich kommt es zur Bildung von Hämorrhoiden.

falten am oberen Ende des Analkanals nach unten; diese Schwellkissen (s. Abb. 28) halten den Darminhalt zurück und sind bei jedem Menschen von Geburt an vorhanden. Schwellen sie übermäßig an und fallen an das untere Ende des Analkanals vor, bezeichnet man sie als Hämorrhoiden.

**Wie kommt es zur Bildung von Hämorrhoiden?**

Wie kommt es zum übermäßigen Anschwellen dieser Schleimhautfalten und was drückt sie im Analkanal nach unten? Am Anfang füllen sie sich mit Blut und schwellen an als Folge des Pressens beim Stuhlgang. Solange der Stuhl weich ist, muß nicht gepreßt werden; der weiche Darminhalt bahnt sich seinen Weg leicht durch den Analkanal nach außen. Ist der Stuhl hart, wird durch das Pressen zur Unterstützung der Darmentleerung verstärkt Blut in die Schleimhautfalten gedrückt, wodurch sie anschwellen. Das Hinaustreiben harten Stuhls erfordert weitere Anstrengung, und durch die sich addierende Wirkung dieses Schubs der von oben nach unten wirkenden Kraft werden die Schleimhautfalten aus ihrer ursprünglichen Lage nach unten in Richtung Analring abgedrängt (s. Abb. 28).
Mit großer Wahrscheinlichkeit kommen Hämorrhoiden auf diese Art und Weise zustande. Zum ersten Mal wurden die ursächlichen Zusammenhänge so von dem britischen Chirurgen HAMISH THOMSON erklärt; diese Ansicht fügt sich besser in die anderen zu diesem Thema verfügbaren Kenntnisse ein als jeder andere Erklärungsversuch. Mit ziemlicher Sicherheit kommen noch weitere, bislang unbekannte Ursachen hinzu. Tatsache aber bleibt, daß ein hoher Prozentsatz von Patienten, die unter Hämorrhoiden leiden, keiner weiteren Behandlung mehr bedürfen, wenn sie sich erst einmal auf eine stark ballaststoffhaltige Ernährung umgestellt haben und infolgedessen weichen Kot produzieren, der mit minimaler Anstrengung ausgeschieden werden kann. In vielen chirurgischen Kliniken wird festgestellt, daß sich die Anzahl von Operationsanmeldungen von Patienten mit Hämorrhoiden stark verringert, wenn diese ihre Ernährung umstellen. Bei manchen werden nach wie vor kleinere chirurgische Eingriffe unumgänglich sein, und gelegentlich wird man um die Entfernung von Hämorrhoidalknoten nicht umhinkönnen. Gleich welcher Weg zur Behandlung von Hämorrhoiden eingeschlagen wird, bleibt doch eine ballaststoffreiche Kost der beste Schutz gegen einen Rückfall.
Alle drei in diesem Kapitel besprochenen Krankheitsbilder – Hiatushernien, Krampfadern und Hämorrhoiden – haben also eine gemeinsame Ursache. Da sie nun alle zu einem Teil auf die Erhöhung des Drucks im Bauchraum aufgrund des Pressens bei hartem, knolligem Stuhl zurückzuführen sind, wären sie am einfachsten durch eine verstärkte Ballaststoffzufuhr mit der Ernährung in den Griff zu bekommen. Dazu wird in den Kap. 12 und 13 ausführlich auf den Ballaststoffgehalt verschiedener Nahrungsmittel und die zu empfehlende Gesamtverzehrmenge mit der täglichen Nahrung eingegangen.

# 8 Grundlegendes über Dickdarmkrebs

## Vorkommen und Entstehungsmechanismus

Mit dem Dickdarmkrebs kommen wir zu einer weiteren Krankheit, die mit dem Darmverhalten und dem Darminhalt in Zusammenhang steht. Es handelt sich überdies um die schwerste der bisher besprochenen Krankheiten. Dickdarmkrebs kann sowohl das Kolon (den Grimmdarm) als auch das Rektum (den Mastdarm) befallen. In Nordamerika, Nordeuropa und Australasien ist Dickdarmkrebs, abgesehen von Lungenkrebs bei Rauchern, die am häufigsten zum Tode führende Krebsart.

Kolon- und Rektumtumoren haben ihre kleinste und ihre größte Häufigkeit in denselben Bevölkerungsgruppen. Die prozentuale Verteilung ist jedoch bei verschiedenen Populationen sehr unterschiedlich; das deutet darauf hin, daß es zusätzlich zu einer bei beiden wirkenden Ursache speziell das Kolon oder das Rektum angreifende Faktoren gibt. Jedenfalls ist Dickdarmkrebs enger mit wirtschaftlicher Entwicklung und einem Lebensstil westlicher Prägung verknüpft als jede andere Form von Krebs.

Die geographische Verteilung ist bei Dickdarmkrebs genau die gleiche wie bei den gutartigen Darmtumoren, den Polypen. Sie finden sich bei fast 20% der erwachsenen Bevölkerung der westlichen Industriestaaten, allerdings verursachen sie gewöhnlich keine Beschwerden und bleiben meist unerkannt. Aus gutem Grund sind viele Pathologen der Ansicht, daß sich die meisten Darmkrebserkrankungen aus Polypen entwickeln. Jedoch wird nur ein sehr kleiner Prozentsatz von Darmpolypen zu einer Krebsgeschwulst. Doch je mehr Polypengewächse im Darm vorhanden sind, desto höher ist das Risiko einer Entartung.

In Ländern, wo Darmkrebs nicht besonders häufig vorkommt, gibt es auch nur wenig Darmpolypen; zu diesen Regionen gehören der größte Teil Asiens und ganz Afrika. In Afrika sind Polypen sogar extrem selten; so wurden z. B. in einem südafrikanischen Krankenhaus mit mehr als 2000 Betten und hohem medizinischen Leistungsniveau in einem Zeitraum von 13 Jahren nur in 6 Fällen Darmpolypen diagnostiziert.

Da Polypen und maligne Tumoren im Darm praktisch die gleiche geographische Verteilung aufweisen, ist man sich weithin darin einig, daß beide wohl auf ähnliche oder eng miteinander verknüpfte Ursachen zurückzuführen sind und diese Ursachen mit an Sicherheit grenzender Wahrscheinlichkeit mit der Ernährung zusammenhängen. Damit ist nicht gemeint, daß die Nahrung giftig sei oder krebserregende Substanzen enthalte, sondern vielmehr, daß sie möglicherweise im Darm die Bildung krebserregender Substanzen, sogenannter Karzinogene, durch bestimmte enzymatische Aktivitäten begünstigt.

Ungeachtet der Gesamtlänge des Dickdarms ist die Oberfläche seiner Membranauskleidung gut über 100mal kleiner als die des Dünndarms.

Die Schleimhaut auf der Innenseite des Dünndarms ist zottig gefaltet, so daß die Gesamtoberfläche der Dünndarminnenwand einem Vielfachen der sichtbaren Länge des Dünndarms entspricht. Eine derartige Schleimhautfaltung gibt es beim Dickdarm nicht, infolgedessen ist die Gesamtoberfläche der Dickdarminnenwand um so viel kleiner als beim Dünndarm.

Nun sind aber gutartige und bösartige Tumoren im Dickdarm mehr als 100mal häufiger als im Dünndarm, d. h. genauer gesagt, bezogen auf die jeweilige Gesamtoberfläche kommen Tumoren im Dickdarm mindestens 10 000mal häufiger vor. Welcher Schluß ist aus dieser auffällig ungleichen Verteilung zu ziehen? Nun, selbst wenn die Innenauskleidung des Dickdarms der Krebsentstehung gegenüber nur einfach anfälliger wäre, ist die starke Diskrepanz doch als deutlicher Hinweis darauf zu werten, daß die in Betracht kommenden Karzinogene wohl eben erst im Kolon gebildet werden und nicht auf dem normalen Verdauungswege aus dem Dünndarm in den Dickdarm gelangen.

Ernährungsformen, die in gewisser Hinsicht durchaus den an sie gestellten Ansprüchen genügen, könnten im Darm einen Prozeß auslösen, der zu einer Steigerung der Produktion oder der Konzentration krebserregender Stoffe führen kann. Der tatsächliche Ausbruch der Krebserkrankung kann dabei gut erst fünfzig oder mehr Jahre später erfolgen. Um herauszufinden, welche in der Nahrung enthaltenen Faktoren die Entstehung von Darmkrebs begünstigen können, wollen wir uns einige Bevölkerungsgruppen, bei denen Darmkrebs besonders häufig bzw. besonders selten vorkommt, genauer anschauen.

Obwohl Dickdarmkrebs in reichen Ländern generell häufiger verzeichnet wird als in ärmeren Ländern, gibt es doch unter den Wohlhabenderen einige Bevölkerungsgruppen, die weniger betroffen sind als der Großteil der Bevölkerung. So zeichnet sich z. B. die Ernährung der Siebenten-Tags-Adventisten, die sich vorwiegend vegetarisch ernähren, im Gegensatz zur amerikanischen Durchschnittskost durch einen hohen Ballaststoffgehalt und niedrige Werte für tierisches Fett aus. In dieser Bevölkerungsgruppe gibt es ein Drittel weniger Darmkrebs als bei den Amerikanern insgesamt. Das gleiche gilt für Mormonen, die sich allerdings nicht vegetarisch ernähren und etwa genauso viel Fett zu sich nehmen wie andere Amerikaner.

Finnen leben so ähnlich wie die Dänen. Dennoch kommt Dickdarmkrebs bei der dänischen Bevölkerung Kopenhagens viermal häufiger vor als bei der finnischen Landbevölkerung. Auch die New Yorker leiden viermal häufiger unter Dickdarmkrebs als die Finnen in ländlichen Dorfgemeinschaften; sie erkranken etwa genauso oft wie die Dänen. Bei allen diesen Bevölkerungsgruppen hat die Ernährung in etwa den gleichen Fettgehalt, nur essen die Finnen dazu die doppelte Menge Ballaststoffe.

Darmkrebs kommt in Argentinien, wo besonders viel tierisches Fett mit der Nahrung aufgenommen wird, häufiger vor als in anderen südamerikanischen Ländern. Immer häufiger wird er bei den Eskimos, die von ihrer traditionellen Lebensweise abgehen und sich mehr und mehr der amerikanischen Lebensart zuwenden. Welche Gründe für diese frappierenden Unterschiede in Frage kommen, soll an späterer Stelle in diesem Kapitel erörtert werden.

**Veränderte Situation bei Auswanderern**

Nach ihrer Auswanderung in ein Land, wo Dickdarmkrebs häufiger vorkommt, ist bei vielen Menschen das Risiko, an Darmkrebs zu erkranken, größer geworden. Mit der Anpassung an die Lebensgewohnheiten der neuen Heimat, wozu auch die Umstellung der Ernährung gehört, tritt diese Krankheit immer häufiger auf, bis sie schließlich bei den Zuwanderern genauso oft vorkommt wie bei der Stammbevölkerung des Einwanderungslandes. So kann man z. B. davon ausgehen, daß bei den vor mehr als 200 Jahren nach Nordamerika eingeschleppten Negersklaven Darmkrebs mindestens so selten war wie bei der Bevölkerung ländlicher Regionen in Afrika heute. Vor etwa vierzig oder fünfzig Jahren dann war Dickdarmkrebs bei schwarzen Amerikanern schon häufiger als selbst bei den afrikanischen Dorfgemeinschaften heute, sie waren jedoch immer noch weniger betroffen als der weiße Teil der amerikanischen Bevölkerung. In der Zwischenzeit ist das Risiko, an Dickdarmkrebs zu erkranken, für beide Bevölkerungsgruppen gleich hoch (s. Abb. 5).

Bei schwarzen Amerikanern wird die Wahrscheinlichkeit, an Darmkrebs zu erkranken, immer größer, wenn sie sich den Verhaltensmustern der modernen Gesellschaft anpassen – insbesondere, wenn sie sich die Eß- und sonstigen Lebensgewohnheiten der weißen Amerikaner zu eigen machen. Viele erklären die veränderten Verteilungsmuster der Krankheit damit, daß Mischehen zwischen Schwarzen und Weißen die Situation verändert hätten; das kann aber nicht die Erklärung für derartig einschneidende Veränderungen sein, wie wir sie in nur wenig mehr als einer Generation beobachtet haben. Die Juden, die aus dem Jemen, aus Nordafrika und aus Teilen der UdSSR gleich nach der Staatsgründung nach Israel einwanderten, bieten ein weiteres Beispiel. Nicht nur Dickdarmkrebs ist in ihrer Nachkommenschaft viel häufiger geworden, auch andere typische Krankheiten westlicher Länder wie Diabetes und koronare Herzkrankheit treten heute bei ihnen vermehrt auf.

Nach Hawaii und Kalifornien ausgewanderte Japaner, die sich dort der amerikanischen Lebensweise anpaßten, gelten als eines der schlagendsten Beispiele für veränderte Verteilungsmuster einer Krankheit infolge veränderter Ernährungsgewohnheiten überhaupt. Bis zum Zweiten Weltkrieg kam Darmkrebs in Japan selten vor, wohingegen Magenkrebs in Japan häufiger auftrat als irgendwo sonst auf der Welt. Innerhalb nur einer Generation war das Risiko des Darmkrebses bei den japanischen Einwanderern in den USA fast genauso hoch wie bei der restlichen amerikanischen Bevölkerung. Das Risiko für Magenkrebs war jedoch gesunken (s. Abb. 7).

**Worin liegen die Gründe?**

Welche Veränderungen in der Ernährung kommen zur Erklärung dieser drastischen Unterschiede in der Häufigkeit von Darmkrebs in Frage?

Bei der Erörterung veränderter Ernährungsgewohnheiten in Kap. 4 wurde besonders hervorgehoben, daß die jeweiligen Anteile an aus Fett bzw. Kohlenhydraten stammenden Kalorien an der Nahrung in einem entgegengesetzten Verhältnis zueinander stehen. Steigt der Fettgehalt, sinkt der Kohlenhydratanteil und umgekehrt. Es wurde ebenso dargestellt, daß zwischen Fett- und Ballaststoffanteil ein entgegengesetztes Verhältnis noch größeren Umfanges besteht; dementsprechend ist eine ballaststoffreiche, aber fettarme Ernährung typisch für die Bewohner ländlicher Regionen in der Dritten Welt, bei denen Darmkrebs eine seltene Krankheit ist. Im Gegensatz dazu ist die Kost in den wohlhabenden westlich zivilisierten Regionen, wo ein hohes Darmkrebsrisiko besteht, fetthaltig und ballaststoffarm. Der Anteil an tierischem Eiweiß in der Nahrung steht meist in direktem Zusammenhang mit ihrem Fettgehalt sowie in umgekehrtem Verhältnis zum Faseranteil und ist folglich in Bevölkerungsgruppen mit hohem Darmkrebsrisiko besonders hoch.

Nach gegenwärtigem Kenntnisstand deutet vieles darauf hin, daß ein zu hoher Fettgehalt der Nahrung das Risiko der Entstehung eines Darmkrebses erhöht und daß im Gegensatz dazu von Ballaststoffen eine Schutzwirkung ausgeht. Auch dem hohen Anteil an tierischem Eiweiß in der Ernährung von Bevölkerungsgruppen, die viel Fleisch essen wie z. B. die Argentinier, ist eine die Entstehung von Darmkrebs begünstigende Wirkung zugeschrieben worden, aber es scheint hier nicht so viel für die Richtigkeit der Annahme zu sprechen wie im Falle des Fetts. Bedauerlicherweise wurde bisher bei allen Erklärungsversuchen von Vorgängen, die zur Entstehung von Darmkrebs führen, entweder der Überschuß an Fett in der Nahrung oder der Mangel an Ballaststoffen als mitverursachender Faktor angeführt; hier scheinen doch aber vielmehr beide Punkte, d. h. sowohl der Fettüberschuß als auch der Ballaststoffmangel von Bedeutung zu sein. Es ist durchaus möglich, daß Fett ein Darmkrebs verursachender Faktor ist und Ballaststoffe bestimmte Schutzfunktionen gegen Darmkrebs erfüllen; dies würde für die anderen Krankheiten, die Gegenstand dieses Buches sind, genauso zutreffen.

Art und Anzahl der Bakterien im Darm richten sich nach der Zusammensetzung der aufgenommenen Nahrung. Sie können mit Gallesalzen und anderen Bestandteilen des Darminhalts in Reaktion treten und diese in Substanzen umwandeln, die bestimmten bekannten karzinogenen (krebserregenden) Substanzen sehr ähnlich sind. Fett in der Nahrung führt zu einer höheren Konzentration von Gallensalzen im Darm, die dann von den Bakterien angegriffen werden. Bei geringerem Fettgehalt der Nahrung verringert sich auch die Menge der in krebserregende Stoffe umwandelbaren Gallensalze. Wenn sich Karzinogene auf ein großes Stuhlvolumen verteilen und den Dickdarm in kurzer Zeit passieren (wie es bei ballaststoffreicher Kost der Fall ist), geht von ihnen weniger Gefahr aus, als wenn sie in einer kleinen Stuhlmenge konzentriert auftreten und lange im Darm verweilen (bei ballaststoffarmer Kost der Fall). Darmkrebs ist ausnahmslos selten in Bevölkerungsgruppen, deren tägliche Stuhlmenge groß ist, und umgekehrt tritt in Bevölkerungsgruppen, die eine geringe Stuhlmenge ausscheiden, Darmkrebs gehäuft auf.

## Nutzen der Ballaststoffe und Gefahren des Fetts

Die Behauptung, daß eine ballaststoffreiche, fettarme Ernährung einen Schutz gegen Darmkrebs darstelle, stützt sich auf die Beobachtungen bestimmter, oben schon einmal speziell angesprochener Bevölkerungsgruppen. Die Siebenten-Tags-Adventisten verzehren mehr Ballaststoffe und weniger Fett als die Durchschnittsamerikaner und haben ein geringeres Darmkrebsrisiko. Bei den Mormonen ist der Fettverbrauch genauso groß wie bei den Amerikanern sonst auch, allerdings essen sie dabei wahrscheinlich mehr Ballaststoffe aus Vollgetreideprodukten, denn bei ihnen ist es allgemein üblich, Weizen selbst zu schroten und daraus dann eigenes Vollkornbrot zu backen. Vielleicht haben Pflanzenfasern eine protektive Wirkung gegen Darmkrebs und tragen dazu bei, die schädlichen Wirkungen des hohen Fettanteils in der Ernährung der Mormonen zu neutralisieren.

Vermutlich ernährten sich die amerikanischen Negersklaven früher von stark faserhaltiger, kohlenhydratreicher Kost, die zudem wenig Fett enthielt und der Ernährung afrikanischer Dorfbewohner von heute nicht unähnlich war. Die schwarzen, in den Südstaaten lebenden Amerikaner ernährten sich vor rund vierzig oder fünfzig Jahren vorwiegend mit stark faserhaltigen Maismehlprodukten und anderen Kohlenhydraten und verzehrten weniger Fett als die Weißen. Bei ihrer Fett- bzw. Faseraufnahme erreichten sie Werte, die zwischen denen afrikanischer Stammesvölker und denen ihrer weißen Landsleute lagen. Heute besteht kein Unterschied mehr zwischen der Ernährung der schwarzen und der weißen Amerikaner, sie nehmen gleich viel Fett- und Ballaststoffanteile zu sich, und die Darmkrebshäufigkeit ist bei beiden in etwa gleich.

Die früher im Jemen lebenden Juden aßen viel Vollkornbrot aus unverfeinertem Mehl, ernährten sich also von faserreicher Kost. Nach ihrer Umsiedlung nach Israel jedoch verringerte sich der Faseranteil der Nahrung, während immer mehr Fett, Zucker und tierisches Eiweiß verzehrt wurden. Darmkrebs und andere Krankheiten nahmen entsprechend zu.

Japaner nahmen früher mehr Getreideprodukte in Form von Reis oder Hirse und weniger Fett zu sich als die Bevölkerung anderer Industrieländer; ihre Ernährungsgewohnheiten befinden sich jedoch gegenwärtig im Umbruch. Japaner, die in die Vereinigten Staaten auswanderten und sich der dortigen Lebensweise anpaßten, steigerten ihren Verbrauch von Fett und tierischem Eiweiß auf Kosten ihrer Ballaststoffaufnahme. Wie bereits an anderer Stelle dargestellt, kommt Darmkrebs bei ihnen seither viel häufiger vor.

## Zusammenfassung

Mit an Sicherheit grenzender Wahrscheinlichkeit wird die Art der Besiedlung des Darms mit Bakterien (die Darmflora) maßgeblich von der Ernährung beeinflußt; welche Nahrungsbestandteile für Veränderungen in dieser Hinsicht verantwortlich zu machen sind, ist noch nicht völlig geklärt. Es gibt Bakterien, die bei der Bevölkerung westlicher Industrieländer häufiger im Stuhl festgestellt wurden als bei den Einwohnern von Ländern der Dritten Welt und die Fähigkeit besitzen, normalen Darminhalt wie z. B. Gallensalze in Substanzen umzuwandeln, von denen eine krebserregende Wirkung ausgehen kann.

Während in der Nahrung enthaltenes Fett zu einer Vermehrung der im Dickdarm auftretenden Gallensalze führt, mit denen dann die Darmbakterien in Reaktion treten, bewirken Faserstoffe eine Verdünnung dieser Gallensalze und eine Verringerung der bakteriellen Aktivität. Was im einzelnen dazu führt, ist noch nicht bis ins letzte erforscht. Jegliche krebserregenden Substanzen, zu deren Bildung es im Darm kommt, werden gleichfalls verdünnt, wenn sich eine große Menge Kot im Darm befindet; sie sind dann weniger gefährlich. In einer großen Stuhlmenge, wie sie mit faserreicher Ernährung einhergeht, passieren Karzinogene den Darm in kürzerer Zeit und finden weniger Kontaktmöglichkeiten mit der Innenauskleidung des Darms, der Schleimhaut, an der Darmkrebsgeschwüre entstehen, als wenn sie in einer kleinen Stuhlmenge langsam und beschwerlich durch den Darm transportiert werden.

Aus der geographischen Verteilung von Dickdarmkrebs geht deutlich hervor, daß als Ursache dieser Krankheit veränderte Ernährungsgewohnheiten in Frage kommen. Der springende Punkt scheint hier die Kombination faserarmer und gleichzeitig fettreicher Ernährung zu sein. Kap. 9 wird sich eingehend mit zwei der in den westlichen Industriestaaten am häufigsten vorkommenden Zivilisationskrankheiten befassen.

# 9 Biochemische Veränderungen: Koronare Herzkrankheit und Gallensteine

Auf den ersten Blick scheint es sich bei der koronaren Herzkrankheit und bei Gallensteinen um zwei völlig verschiedene Krankheitsbilder zu handeln, bei denen es anscheinend keine Gemeinsamkeiten gibt. Tatsächlich aber besteht zwischen beiden ein Zusammenhang, und zwar in Gestalt einer Substanz namens Cholesterin. Dieser Stoff ist zum einen bei der koronaren Herzkrankheit mit an der Gefäßverengung bei den Arterien beteiligt und bildet auf der anderen Seite auch den Hauptbestandteil von Gallensteinen.

Auf welche Art nun Ballaststoffe in der Ernährung möglicherweise gegen die koronare Herzkrankheit schützen, ist noch nicht geklärt. Ganz sicher schränken Ballaststoffe die Resorption von Cholesterin aus der Nahrung ein und erhöhen die Ausscheidung von Gallensalzen, die aus Cholesterin gebildet werden, mit dem Stuhl. Eine ballaststoffreiche Nahrung ist zudem gleichzeitig meist fettarm – ein wichtiger Punkt, da man heute allgemein davon ausgeht, daß zuviel tierisches Fett zu einem Anstieg des Cholesterinspiegels im Blut führt. Ich will versuchen, in diesem Kapitel all das zusammenzutragen, was darauf hindeutet, daß eine ausreichende Ballaststoffzufuhr mit der Ernährung eine Vorbeugung gegen koronare Herzkrankheit und gegen Gallensteine ist. Auch andere Faktoren mit schützender oder gefährdender Wirkung werden erörtert.

## Die koronare Herzkrankheit

Bei der koronaren Herzkrankheit handelt es sich um eine Erkrankung der Koronararterien (Herzkranzgefäße), die den Herzmuskel mit Blut versorgen. Bei einer spürbaren Verengung dieser Gefäße aufgrund von Ablagerungen an den Gefäßwänden wird nicht genügend Blut zum Herzmuskel geleitet, und er kann nicht mehr normal arbeiten. Dieser Vorgang verursacht schwere Schmerzen, bekannt unter dem Namen „Angina pectoris“. Entsteht in einem der verengten Herzkranzgefäße, die dem Herzen Blut zuführen, ein Blutgerinnsel, wird ein Teil des Herzmuskels fast ganz von der Blutversorgung abgeschnitten, was mit einem völligen Funktionsverlust verbunden sein kann. Genau das passiert bei einem Herzanfall. Wird dem Herzen noch eine kleine, insgesamt aber nicht mehr ausreichende Menge Blut zugeführt, zeigen sich beim Patienten die Anzeichen eines Herzversagens.

Besagter Ablagerungs- und Verengungsprozeß in den Blutgefäßen findet mit zunehmendem Alter in allen Arterien im ganzen Körper statt; man spricht in diesem Zusammenhang von Arteriosklerose. Bis zu einem gewissen Grad leidet die gesamte Bevölkerung der westlichen Industriestaaten unter dieser Krankheit; deshalb sagt man auch, der Mensch sei so

jung wie seine Gefäße (s. Abb. 29 und Abb. 30). Arteriosklerotische Entwicklungen beginnen oft an der Aorta, die an der Rückseite des Brustkorbs und im Bauchraum abwärts führt. Selbst bei Afrikanern, die auch heute noch extrem selten unter koronarer Herzkrankheit leiden, wird oft eine schwere Arteriosklerose der Aorta festgestellt. An und für sich beginnt die Arteriosklerose bei Afrikanern erst im höheren Lebensalter und erfaßt nur selten die Koronararterien. Doch selbst wenn sie erfaßt werden, ist der Verlauf der Krankheit bei ihnen weniger schwer.
Möglicherweise kommt es öfter zur Bildung von winzigen Blutverklumpungen in den Koronararterien, aber diese werden durch die natürlichen Schutzmechanismen des Blutes abgebaut und aufgelöst. Bei Afrikanern lösen sich Blutverklumpungen schneller auf als bei der Bevölkerung westlicher Industriestaaten – woran das genau liegt, ist heute noch unklar. Deswegen und aufgrund der Tatsache, daß Afrikaner Arterien von größerem Durchmesser haben, kommen Thrombosen (Verschluß einer Blutbahn durch einen Blutpfropf) bei Afrikanern, insbesondere Bewohnern des ländlichen Raumes, immer noch selten vor.

**Wer erkrankt an koronarer Herzkrankheit?**

In den westlichen Industrieländern ist die koronare Herzkrankheit die häufigste Todesursache. Männer sind dabei häufiger betroffen als Frauen – ein Viertel der männlichen Bevölkerung stirbt an einem Herzinfarkt. Wie oben bereits erwähnt, ist diese Krankheit in den ländlichen Regionen Afrikas und eigentlich überall, wo die Menschen schwere Arbeit leisten und sich mit einfacher, natürlicher Kost ernähren, äußerst selten. Besonders selten ist sie sicherlich in China, einige Großstädte vielleicht ausgenommen, desgleichen in den ländlichen Regionen Indiens. In den Städten Indiens ist sie jedoch, zumindest was die oberen sozialen Schichten angeht, genauso häufig wie in den westlichen Industrieländern. In den ländlichen Regionen Süd- und Osteuropas tritt die koronare Herzkrankheit viel seltener auf als in Nord- und Westeuropa. Italiener waren nach ihrer Auswanderung nach Australien stärker von koronarer Herzkrankheit betroffen als ihre Landsleute in der Heimat. In einer amerikanischen Stadt wurde beobachtet, daß Italiener, die ihre ursprünglichen Ernährungsgewohnheiten beibehielten, viel weniger unter der koronaren Herzkrankheit litten als die amerikanische Durchschnittsbevölkerung. Mit der Emigration aus einer Umgebung mit traditionellem Lebensstil in Regionen mit höherem Lebensstandard steigt die Häufigkeit der koronaren Herzkrankheit.
Bei den Juden, die aus den armen Ländern des Nahen Ostens wie dem Irak, dem Iran oder dem Jemen nach Israel einwanderten, war zur Zeit ihrer Ankunft in Israel die Sterblichkeit aufgrund koronarer Herzkrankheit niedrig. Seitdem ist bei ihnen die Sterberate aufgrund dieser Erkrankung ständig gestiegen und hat heute die der in Israel geborenen Juden erreicht. Aus diesen Beispielen geht hervor, daß hier die Ursache eher in Umweltfaktoren als bei bestimmten Erbanlagen zu suchen ist. Jedenfalls ist an dem enormen Anstieg der Todesrate bei koronarer Herzkrankheit seit der Jahrhundertwende nicht zu rütteln. Zu Recht wurde in diesem

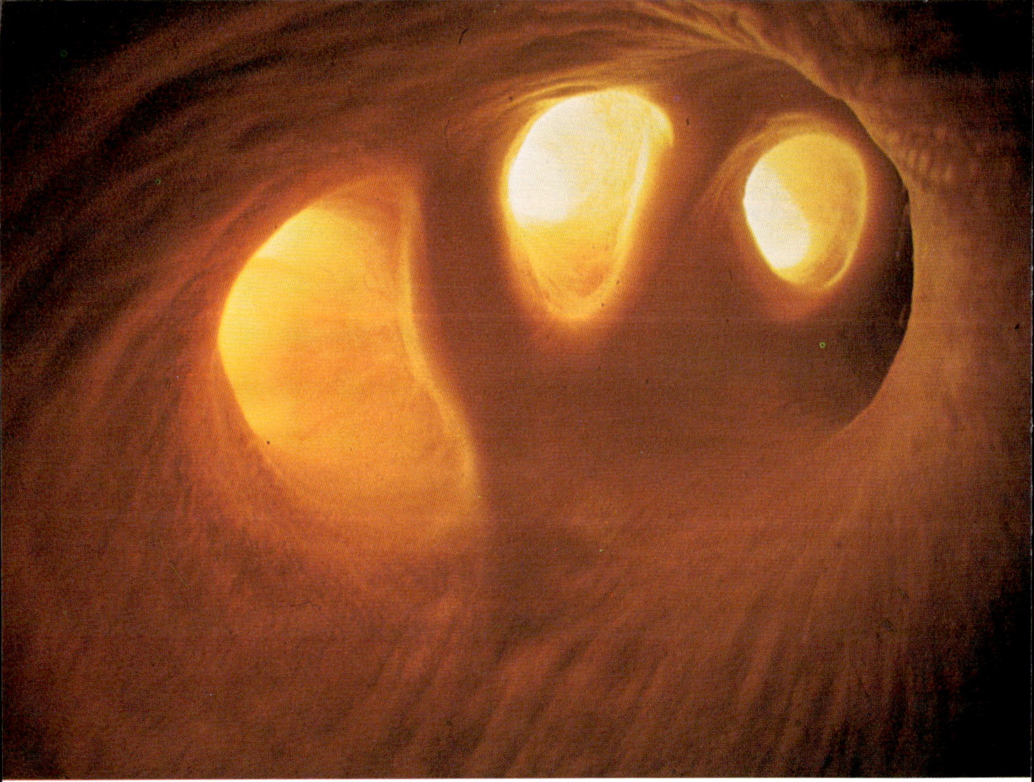

Abb. 29 Koronararterie eines einjährigen Kindes ohne Wandablagerungen.

Abb. 30 Koronararterie eines 60jährigen Mannes voller arteriosklerotischer Gefäßablagerungen.

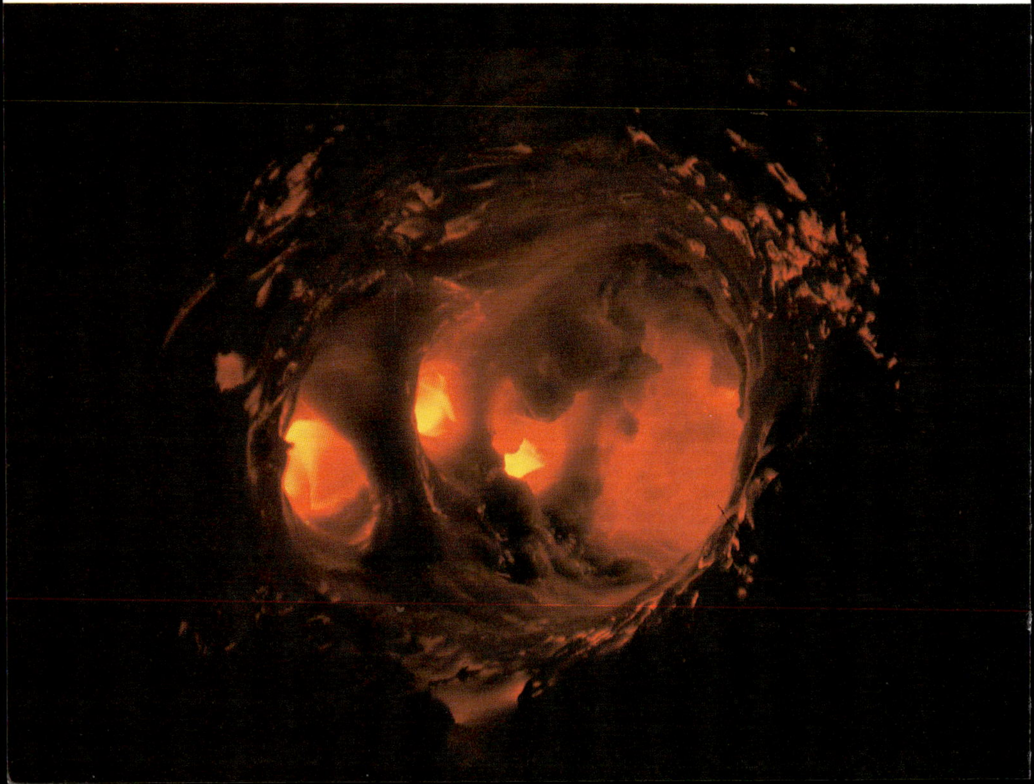

Zusammenhang von der schlimmsten Epidemie gesprochen, die je die Menschheit heimgesucht habe.
Als sich in den zwanziger Jahren das Elektrokardiogramm-Verfahren (das sogenannte EKG) überall verbreitete, konnte die koronare Herzkrankheit zum ersten Mal klar diagnostiziert werden. Sir William Osler aus Baltimore, USA, später Oxford, England, einer der größten Ärzte überhaupt, erklärte noch, daß die meisten Ärzte im Laufe ihrer beruflichen Tätigkeit mindestens einen Patienten mit Angina pectoris zu sehen bekommen würden, aber nur wenige hätten als Medizinstudenten die Gelegenheit, einen solchen Fall während ihrer Ausbildung studieren zu können. In der Zwischenzeit aber ist diese ehemals seltene Erkrankung zur häufigsten Todesursache überhaupt geworden.
Es ist der Verdacht geäußert worden, daß es in den Ländern der Dritten Welt deshalb keine Zahlen über diese Krankheit gäbe, weil dort die zu ihrer Erkennung erforderlichen diagnostischen Einrichtungen gar nicht zur Verfügung stünden. In dem 600-Betten-Lehrkrankenhaus in Uganda, in dem ich tätig war, wurden jedoch bei 85% der bei uns verstorbenen Patienten gründlichste Autopsien durchgeführt; dabei fand sich statistisch gesehen weniger als ein Fall von koronarer Herzkrankheit pro Jahr unter unseren Patienten, die zu 98% Afrikaner waren.

**Risikofaktoren**

Es hat zahlreiche Untersuchungen gegeben, in denen erforscht werden sollte, warum manche Menschen die koronare Herzkrankheit bekommen und andere nicht. Ungeachtet der bisher geleisteten Arbeit bleibt noch manches Rätsel um diese Krankheit zu lösen. Die Untersuchungen haben jedoch eindeutig die Existenz verschiedener Risikofaktoren ergeben. Die wichtigsten sind:
*Rauchen,* insbesondere das Zigarrettenrauchen, erhöht das Risiko der koronaren Herzkrankheit. Über die genaueren Zusammenhänge weiß man allerdings noch sehr wenig.
*Nahrungsmittel mit hohem Fettgehalt, insbesondere tierischen Ursprungs* – alle Länder mit einem großen Aufkommen an koronarer Herzkrankheit zählen zu den vergleichsweise wohlhabenden Ländern, wo der Fettkonsum hohe Werte erreicht. Fett, das auch in der Substanz enthalten ist, die die Arterien verstopft, wird im Kreislauf zusammen mit Cholesterin transportiert. Dort, wo die koronare Herzkrankheit selten ist, sind auch die Cholesterinkonzentrationen im Blut der Bevölkerung gering. Dieser Zusammenhang zwischen dem Risiko der koronaren Herzkrankheit und dem Cholesterinspiegel im Blut gilt global für ganze Bevölkerungsgruppen, muß jedoch für Einzelpersonen nicht unbedingt zutreffen. So kann z. B. jemand, der in den Vereinigten Staaten lebt und einen niedrigen Cholesterinspiegel hat, nicht mit Sicherheit davon ausgehen, daß er niemals einen Herzanfall erleiden werde. Genauso gut ist möglich, daß viele Männer trotz eines hohen Cholesterinspiegels niemals von der koronaren Herzkrankheit betroffen sein werden. Es gilt jedoch soviel als gesichert, daß Menschen mit einem hohen Fettverbrauch zu einem hohen Cholesterinspiegel neigen und daß dieser bei Reduzierung der Fettzufuhr

zurückgeht. Ungewiß bleibt dabei aber, ob auch das Risiko einer Erkrankung mit dem Absinken des Cholesterinspiegels geringer wird. Die heute vorliegenden Erkenntnisse deuten im wesentlichen darauf hin, daß übermäßiger Fettverzehr, vor allem Fett tierischen Ursprungs, das Risiko der koronaren Herzkrankheit aufgrund des damit verbundenen Ansteigens des Cholesterinspiegels im Blut erhöht. Es ist jedoch hinzuzufügen, daß es hierzu verschiedene Lehrmeinungen gibt.

*Stark gesalzene Speisen* – Salz wird von manchen Ärzten als Risikofaktor angesehen, da zwischen der Höhe des Salzverbrauchs und dem Vorkommen von hohem Blutdruck (Hypertonie) ein Zusammenhang hergestellt werden kann.

Es ist nicht von der Hand zu weisen, daß zwischen dem Salzverbrauch und der weltweiten geographischen Verbreitung von Bluthochdruck eine Beziehung besteht. Die Bewohner der nördlichen japanischen Insel haben mit etwa 30 g pro Tag den höchsten Salzverbrauch in der Welt und auch die meisten Fälle von hohem Blutdruck. Im Gegensatz dazu gibt es bei Bevölkerungsgruppen mit einem minimalen Salzverbrauch von weniger als 5 g pro Tag wie z. B. in Teilen Neu-Guineas fast kaum Fälle von Bluthochdruck. Bei der Bevölkerung der westlichen Industrieländer mit einem Salzverzehr von etwa 15 g täglich bewegen sich die Zahlen für hohen Blutdruck entsprechend im mittleren Bereich.

*Zuckerkrankheit und Fettleibigkeit* sind beide mit einem erhöhten Risiko für die koronare Herzkrankheit verbunden. Das zeigt sich besonders bei Zuckerkranken. Einmal könnte die Zuckerkrankheit selbst schon das Risiko erhöhen, zum anderen besteht aber auch vielleicht zwischen beiden Krankheiten ein Zusammenhang in Gestalt einer gemeinsamen Ursache (s. S. 82–88). Desgleichen erhöht ein zu hoher Blutdruck das Risiko. Aber auch hierzu gibt es eine interessante Beobachtung. Afrikaner, die an hohem Blutdruck leiden, sind nur selten von der koronaren Herzkrankheit betroffen, so daß sie also unter dem Schutz irgendeines anderen Faktors zu stehen scheinen. Dieser Faktor könnte ihre Ernährung sein, oder aber auch der bei ihnen vergleichsweise hohe Grad an körperlicher Aktivität.

Bei Übergewichtigen ist die Wahrscheinlichkeit der koronaren Herzkrankheit größer als bei Schlanken. Das heißt aber nun nicht automatisch, daß Fettleibigkeit zu koronarer Herzkrankheit führt. Möglicherweise besteht jedoch zwischen diesen beiden Krankheiten insofern ein Zusammenhang, als sie gemeinsame Ursachen haben, wie bereits in Kap. 1 ausführlich erläutert. Selbst übergewichtige Afrikaner, und es gibt in der Zwischenzeit vor allem in den Städten davon eine ganze Reihe, leiden nur in seltenen Fällen unter einer koronaren Herzkrankheit.

Daneben stehen auch noch andere Risikofaktoren zur Diskussion. Einige Ärzte schreiben zu hohem Zuckerverbrauch eine besonders schädliche Wirkung zu, aber die meisten rechnen Zucker nicht zu den bedeutenden Risikofaktoren. In bestimmten lateinamerikanischen Ländern ist der Zuckerverbrauch ausgesprochen hoch, wobei die koronare Herzkrankheit dort auch heute noch selten vorkommt.

Vielfach wird Streß als Ursache eines Herzanfalls verantwortlich gemacht. Es ist jedoch falsch, davon auszugehen, daß Streßerleben allein der Bevölkerung der westlichen Welt vorbehalten sei, und es gibt keinen Beweis dafür, daß Streß die Ursache der koronaren Herzkrankheit ist. Bis vor einigen Jahren ist die Sterblichkeit bei koronarer Herzkrankheit in Großbritannien Jahr um Jahr gestiegen, zumindest seit den zwanziger Jahren; im Zweiten Weltkrieg aber, zu einer Zeit, als nächtliche Bombenangriffe den Streß für die Bevölkerung verstärkt haben müssen, waren die Zahlen einige Jahre lang rückläufig. Es waren dies die Jahre, die durch eine Veränderung der Ernährung der britischen Bevölkerung aufgrund der Lebensmittelrationierungen gekennzeichnet waren. Gegenwärtig sind die Sterblichkeitsziffern für die USA im Sinken begriffen, und in Großbritannien steigen sie zumindest nicht mehr. Dies ist möglicherweise auf einen Rückgang des Zigarettenrauchens und einen etwas verringerten Verbrauch an Fetten tierischen Ursprungs zurückzuführen.

**Schutzfaktoren**

Erinnern wir uns an den Vergleich mit den beiden Waagschalen (s. S. 18); genau wie dort im Text dargestellt, verhält es sich mit der koronaren Herzkrankheit, die als Ergebnis eines unausgeglichenen Verhältnisses zwischen Risiko- und Schutzfaktoren zustande kommt. Wir haben gesehen, welches die Risikofaktoren sind, und wollen uns nun den Schutzfaktoren zuwenden.

*Körperliche Betätigung* – regelmäßige, ausgedehnte körperliche Betätigung wird von vielen Ärzten als wirksame Vorbeugungsmaßnahme angesehen. Die dabei entstehende Beanspruchung erhöht den Sauerstoffverbrauch der Muskeln, auch den des Herzens. In der Folge erweitern sich die Arterien und befördern mehr Blut zum Herzen und zu den anderen Muskeln. Wer regelmäßig Sport treibt oder eine längere Wegstrecke zu Fuß zur Arbeit geht, kann dadurch für sich das Risiko der koronaren Herzkrankheit verringern.

*Richtige Ernährung* – es steht außer Zweifel, daß bei einer Ernährung wie in den Ländern der Dritten Welt die typisch westlichen Zivilisationskrankheiten selten vorkommen, wenn auch die genauen Gründe hierfür nicht vollständig geklärt sind. Der vergleichsweise niedrige Fettverzehr scheint Teil der Antwort zu sein, aber nur wenige werden wohl behaupten, damit sei bereits die Gesamtlösung des Problems gefunden.

Ein Ausschuß des U.S. Senats, bekannt geworden als das „McGovern Committee", ging bei seinen Untersuchungen auf keine Krankheit so ausführlich ein wie auf die koronare Herzkrankheit. Der abschließende Bericht dieses Ausschusses enthielt Ernährungsrichtlinien, in denen empfohlen wurde, mehr Vollgetreideprodukte, aber weniger tierisches Fett, weniger Zucker, Butter, Eier und Salz zu essen. Auf die Ergebnisse des McGovern-Ausschusses wird in Kap. 12 genauer eingegangen.

Darüber hinaus können auch bestimmte Ballaststoffe in der Ernährung einen Schutz gegen die koronare Herzkrankheit darstellen. So wurden z. B. im Rahmen einer Untersuchung über die Ursache dieser Krankheit in London bei einer Gruppe von Männern Lebensführung und Ablauf der

persönlichen Geschichte über einen Zeitraum von 20 Jahren hinweg bzw. bis zu ihrem Tode aufgezeichnet; Rauchen stellte sich dabei als der gefährlichste Risikofaktor für die koronare Herzkrankheit heraus und der Verzehr von Vollgetreideballaststoffen auf der anderen Seite als der wirksamste Schutzfaktor. Ballaststoffe aus Obst und Gemüse hatten dieser Untersuchung zufolge keine Schutzwirkung.
In dem in der gleichen Reihe erschienenen Band von Dr. Risteard Mulcahy sind weiterführende Informationen über Risikofaktoren und geeignete Präventivmaßnahmen im Hinblick auf die koronare Herzkrankheit enthalten.

## Gallensteine

Die Gallenblase ist ein blindsackartiges Depot am Gallengang, durch den die in der Leber gebildete Gallenflüssigkeit in den Zwölffingerdarm befördert wird. In der Gallenblase wird der Gallenflüssigkeit Wasser entzogen, so daß sie dort in stärkerer Konzentration als bei ihrer Bildung in der Leber gespeichert wird. Der Vorgang ist ganz ähnlich wie bei der Eindickung des Darminhalts durch Wasserentzug bei seiner relativ langsamen Passage durch den Dickdarm. In der Gallenblase wird die Gallenflüssigkeit für den Zeitpunkt gespeichert, zu dem sie für die Verdauung fetthaltiger Speisen einsatzbereit sein muß. Im Anschluß an eine Mahlzeit kontrahiert sich die Gallenblase, um so ihren Inhalt in den Zwölffingerdarm zu entleeren, wo sie mit der gerade den Magen verlassenden Nahrung zusammentrifft und an ihrer weiteren Verdauung mitwirkt (s. Abb. 31).
In der Gallenblase können sich verschiedene Arten von Steinen bilden, meist bestehen sie jedoch aus Cholesterin. Auf jene Cholesteringallensteine wollen wir im folgenden genauer eingehen. Sehr häufig führen Gallensteine zu Beschwerden, weil sie entweder den Gallenblasenhals oder den Hauptgallengang zwischen Leber und Duodenum blockieren. Ein Stein im Gallenblasenhals verursacht starke Schmerzen aufgrund der Kontraktionen der Wandmuskulatur der Gallenblase in dem Versuch, sich zu entleeren. Noch schwerwiegender ist jedoch eine Abflußbehinderung des Hauptgallengangs (s. Abb. 31), da hierdurch ein Rückstau der Gallenflüssigkeit bis in die Leber verursacht wird. Eine Gelbsucht mit sämtlichen möglichen Komplikationen kann die Folge sein. Gallensteine können auch zu einer Erkrankung der Gallenblasenwand führen und, wenn auch sehr selten, die Entstehung einer Krebsgeschwulst auslösen. Bei einem hohen Prozentsatz verursachen Gallensteine jedoch keine Beschwerden; sie werden dann oft rein zufällig bei einer Autopsie entdeckt.
Die Diagnose von Gallensteinen kann man mit der berühmten Spitze eines Eisbergs vergleichen, da sie gewissermaßen als sichtbare Zeichen eines ansonsten im Verborgenen bleibenden, größeren Problems gesehen werden können. Gallensteine entstehen bei einem relativ kleinen Prozentsatz der Bevölkerung, deren Gallenflüssigkeit nicht aus der richtigen Mischung von Cholesterin und löslichen Gallensalzen besteht. Bei Vorlie-

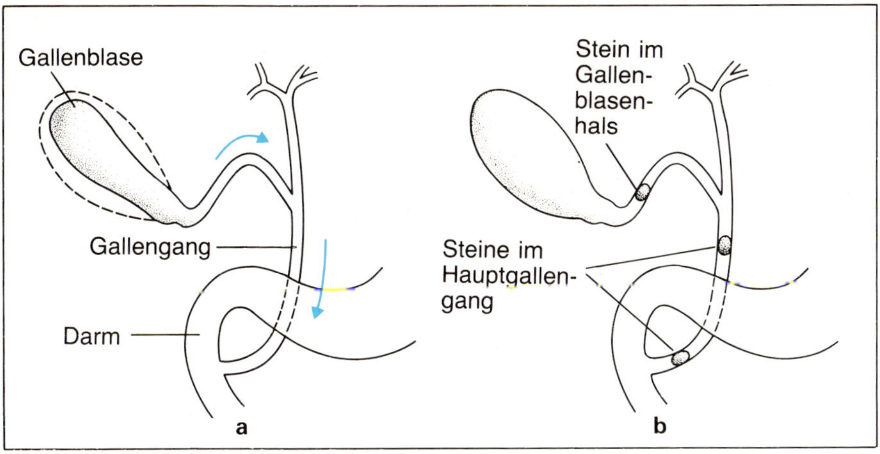


Abb. 31
a Durch eine Kontraktion der Gallenblase wird Gallenflüssigkeit zur Mitwirkung am Verdauungsprozeß in den Darmtrakt geleitet.
b Durch einen Stein im Gallenblasenhals oder im Hauptgallengang kann der Gallenabfluß behindert werden.

gen eines solchen Mischungsmißverhältnisses wird die Bildung von Steinen wahrscheinlich. Man kann wohl davon ausgehen, daß fast die gesamte Bevölkerung der westlichen Industriestaaten Gallenflüssigkeit bildet, bei der eher mit der Entstehung von Gallensteinen zu rechnen ist als bei der Gallenflüssigkeit der Bevölkerung von Ländern der Dritten Welt.
Bei Frauen ist die Entstehung von Gallensteinen wahrscheinlicher als bei Männern. Ungefähr ein Achtel der in den westlichen Industriestaaten lebenden Frauen erkrankt an Gallensteinen, bei einigen Bevölkerungsgruppen wie etwa den Frauen in Schweden oder im Stamm der Pima-Indianer im Südwesten der Vereinigten Staaten ist die Häufigkeit noch höher. Wie die Pima-Indianer haben auch die Einwohner der Pazifik-Insel Nauru (vgl. S. 28) ihre Ernährung traditioneller Zusammensetzung rascher auf die moderne amerikanische Ernährungsweise umgestellt als seinerzeit die amerikanische Gesamtbevölkerung, bei der dieser Wandel viel langsamer vonstatten gegangen war.

## Entstehung von Gallensteinen

Gallensteine entstehen, wenn es zur Kristallisation von in der Gallenflüssigkeit gelösten Substanzen kommt. Solche Kristallverklumpungen werden mit der Zeit immer größer und binden auch andere Partikel an sich; schließlich entstehen kleine, immer größer werdende Steine.
Jede Steigerung der vorhandenen Konzentration einer sich im Lösungszustand befindlichen Substanz, die kristallisationsfähig ist, erhöht die Wahrscheinlichkeit der Auskristallisation. Eine Konzentrationsverringerung bewirkt das Gegenteil. Sofern Gallensteine vorkommen, ist das Cholesterin in der Gallenflüssigkeit die Substanz, die sich kristallisieren und damit

die Bildung eines Gallensteines in die Wege leiten kann (s. Abb. 32). Das in diesem Zusammenhang bedeutendste Lösungsmittel ist das Gallensalz Chenodesoxycholat; es verringert die Konzentration. Je mehr Cholesterin die Gallenflüssigkeit enthält, desto größer ist die Wahrscheinlichkeit, daß es zur Bildung von Gallensteinen kommt. Je größer der relative Anteil an Chenodesoxycholat in der Galle, desto kleiner die Wahrscheinlichkeit der Steinbildung.

An der Bildung von Gallensteinen sind natürlich auch noch andere Faktoren beteiligt, aber der hier angesprochene ist sicher von entscheidender Bedeutung. Folglich wird alles, was zu einem relativen Anstieg des Cholesteringehalts gegenüber dem Lösungsmittel Chenodesoxycholat in der Galle führt, zur Bildung von Gallensteinen beitragen, und umgekehrt hat alles, was die Zusammensetzung der Gallenflüssigkeit in die andere Richtung beeinflußt, eine schützende Wirkung in bezug auf die Entstehung von Gallensteinen.

Es gibt verschiedene Mechanismen, die die Bildung von Gallensteinen verursachen können; dabei sind zwei sehr wahrscheinlich im Zusammenhang mit der Aufspaltung kohlenhydrathaltiger Nahrung zu sehen. Ballaststoffe binden nicht nur das in der Nahrung enthaltene Cholesterin und verringern damit die resorbierte Menge dieser Substanz, sondern binden darüber hinaus in den Fäzes (Darminhalt) enthaltene Gallensalze, so daß diese in größerer Menge ausgeschieden, d. h. in geringerem Umfang rückresorbiert und wieder der Leber zugeführt werden. Man nimmt an, daß aufgrund eben dieser Fähigkeit der Ballaststoffe, nämlich Cholesterin an sich zu binden, weniger Cholesterin in die Leber gelangt und zum andern durch die Bindung von Gallensalzen im Darminhalt eine verstärkte Umwandlung von Lebercholesterin in Gallensalze angeregt wird. Beide Mechanismen führen möglicherweise zu einer Reduzierung des Cholesterinaufkommens in der Leber.

Zusätzlich zu diesen von Ballaststoffen in der Ernährung angeregten Wirkungen für die Verdauung ist auch gezeigt worden, daß eine vermehrte Faseraufnahme mit der Ernährung die Produktion von Chenodesoxycholat steigert, das wiederum das Gallencholesterin im Lösungszustand erhält. Tatsächlich wird bei Gallensteinen häufig eine Therapie mit aus der Gallenflüssigkeit von Ochsen gewonnenem Chenodesoxycholat verordnet. Diese Substanz trägt zwar zur Auflösung von Gallensteinen bei, aber eine derartige Behandlung hat auch Nebenwirkungen und ist außerdem kostspielig. Wenn man wissenschaftlich absichern könnte, daß eine vermehrte Ballaststoffzufuhr mit der Nahrung das ganze Leben lang die Produktion von Chenodesoxycholat in ausreichender Menge gewährleisten und die Bildung von Gallensteinen hemmen oder sogar verhindern würde, dann wäre die Empfehlung, die Ernährung umzustellen, sicher erfolgversprechender als eine chirurgische Entfernung von Gallensteinen oder der Versuch, sie mit medikamentöser Unterstützung wieder aufzulösen.

Wenn es sich auch bei der koronaren Herzkrankheit und bei Gallensteinen um zwei sehr unterschiedliche Krankheitsbilder handelt, so hängen sie doch beide über die Cholesterinproduktion zusammen. Bei der korona-

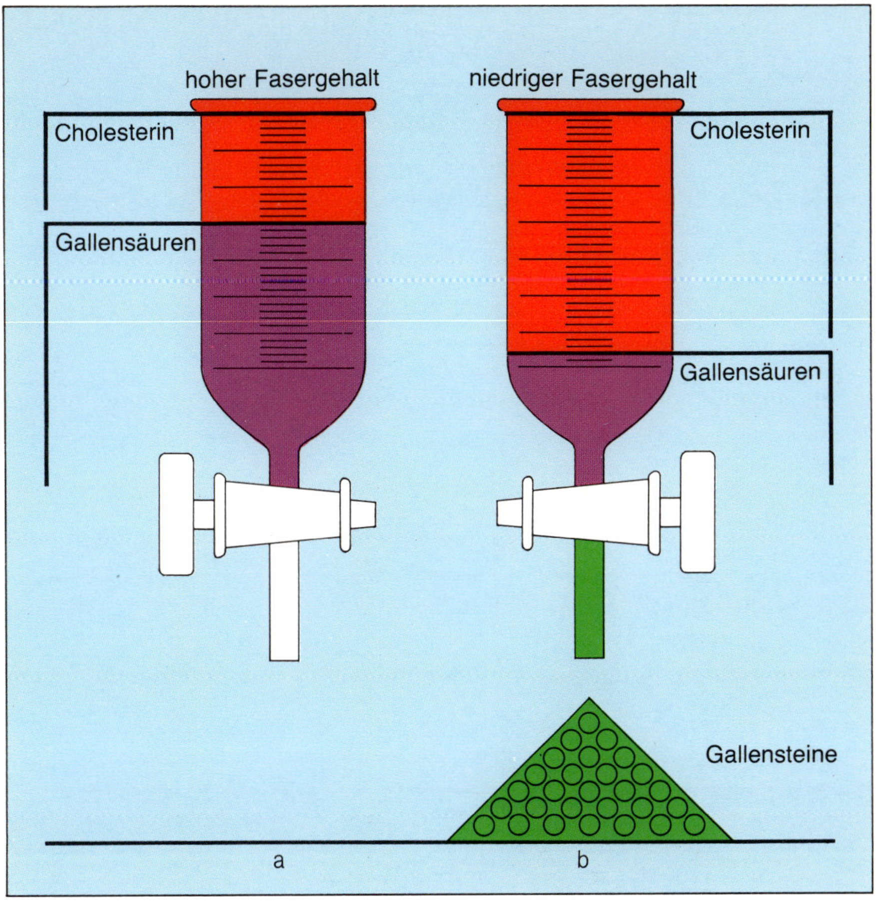


Abb. 32 Wirkung von Ballaststoffen auf die Zusammensetzung der Gallenflüssigkeit
a Gallenflüssigkeit mit hohem Anteil an Lösungsmittel (Gallensäure) im Verhältnis zum Cholesterin – keine Steinbildung.
b Hoher Anteil von Cholesterin im Verhältnis zum Lösungsmittel (Gallensäure) – Steinbildung.

ren Herzkrankheit ist Cholesterin an der Gefäßverengung durch Wandablagerungen beteiligt, und in der Gallenblase ist es ein Hauptbestandteil von Gallensteinen. Verzehr von ballaststoffreicher Nahrung kann, wenn auch nicht umfassend, so doch zumindest teilweise Schutz gegen diese beiden Krankheiten gewähren. Im folgenden Kapitel, in dem wir uns mit der Zuckerkrankheit auseinandersetzen wollen, tritt ein noch direkterer Zusammenhang mit der Ernährung zutage. Wir sollten uns immer vor Augen halten, daß unsere tägliche Nahrung eines der wichtigsten und sehr leicht beeinflußbaren Elemente unserer Umwelt darstellt, dem vor allem langfristig gesehen weitreichende Bedeutung für unsere Gesundheit zukommt.

# 10 Kann Zuckerkrankheit auch ohne Medikamente geheilt werden?

Es gibt zwei Arten von Zuckerkrankheit, in der medizinischen Fachsprache Diabetes mellitus genannt. Die gewöhnliche Form beginnt meist im mittleren Lebensalter und kommt verstärkt bei übergewichtigen Menschen vor. Die Behandlung besteht zunächst in einer Reduktion des Körpergewichtes; wenn dies nicht ausreicht, muß die Zuckerkrankheit mit Tabletten behandelt werden, die eine Senkung des überhöhten Blutzuckerspiegels bewirken. Weniger bekannt ist eine andere Form der Zuckerkrankheit, von der sehr oft schon junge Menschen betroffen sind und bei der Insulin gespritzt werden muß. Wir wollen uns hier jedoch nur mit der häufigeren Form der Zuckerkrankheit, dem sogenannten Erwachsenendiabetes, befassen.

## Geschichtliches

Diabetes war in der Antike als Krankheit sicher nicht unbekannt, aber dennoch eher selten. In der Zeit um Christi Geburt wurde die Zuckerkrankheit von indischen Ärzten beschrieben. Sie berichteten über süße, zuckrige Urinausscheidungen bei ihren Patienten, von denen Fliegen, Ameisen und andere Insekten angelockt wurden; selbst Hunde hätten daran geleckt. Etwa zur gleichen Zeit wurden in der indischen Bildhauerkunst nicht mehr schlanke, sondern übergewichtige Menschen dargestellt. Aus Großbritannien gibt es keine so alten Berichte über zuckrigen Urin wie aus der griechischen und römischen Antike; erst 1675 wurde die Krankheit zum ersten Mal von Thomas Willis eindeutig beschrieben.
Bei ihm wie auch bei anderen Autoren wird erwähnt, daß die Krankheit früher sehr selten gewesen sei. Daraus kann man schließen, daß das vermehrte Auftreten wohl auf Umweltveränderungen, wahrscheinlich im Bereich der Ernährung, zurückzuführen war.

## Wer wird zuckerkrank?

In der Bevölkerung der westlichen Industriestaaten haben viele Menschen beginnend mit dem Eintritt ins mittlere Lebensalter zunehmend Schwierigkeiten, die in ihrer Nahrung enthaltenen Kohlenhydrate (Stärke und Zucker) abzubauen. Schuld an diesen Schwierigkeiten sind Mängel bei der Insulinproduktion des Körpers. Das Insulin wird in der Bauchspeicheldrüse gebildet und hat vor allem die Aufgabe, den normalen oder überhöhten Blutzuckerspiegel zu senken. Wird die Glukose zu schnell aus dem Magen-Darm-Trakt resorbiert, steht unter Umständen nicht genügend Insulin zur Verfügung, und es gelangt zuviel Glukose in den Blutkreislauf. Dieser Überschuß ist der sogenannte Blutzucker. Bei einer Blutzuckerbestimmung etwa eine Stunde nach der letzten Nahrungsaufnahme ist im Falle einer Erkrankung ein Anstieg des Blutzuckerspiegels zu beobachten. Man spricht in diesem Zusammenhang auch von einer verminderten Kohlenhydrattoleranz. Steigt der Blutzuckerspiegel zu stark an, erscheint Zucker (Glukose) im Urin, der betreffende Patient ist als Diabetiker zu bezeichnen.

In Großbritannien gelten heute 5% der Bevölkerung unter 50 Jahren und 15,5% der über 50jährigen als zuckerkrank; die Durchschnittswerte für Mitteleuropa bewegen sich etwa in der gleichen Größenordnung. Sowohl beim einzelnen Patienten als auch von der geographischen Häufigkeitsverteilung her gesehen ist das Auftreten der Zuckerkrankheit eng mit dem Vorkommen der koronaren Herzkrankheit verknüpft.

Aus den zur Verfügung stehenden Aufzeichnungen geht hervor, daß im vorigen Jahrhundert und in den ersten Jahren dieses Jahrhunderts ein stetes Ansteigen der Zuckerkrankheit zu verzeichnen war, bis die Krankheit schließlich die noch heute gültigen Werte erreichte und sich auf einem einigermaßen stabilen Niveau einpendelte. Von Dr. H. Emerson und Dr. L. D. Larimore stammt eine Untersuchung über die steil ansteigende Diabetessterblichkeit in New York in den Jahren von 1888 bis 1923 vor der Entdeckung des Insulins. Sie vermuteten ebenso wie die indischen Ärzte zweihundert Jahre vor ihnen, daß der vermehrte Zuckerverbrauch zum Teil als Ursache der Erkrankungen verantwortlich zu machen war.

In der Zeit der Nahrungsmittelknappheit während des Ersten Weltkrieges ging in Großbritannien die Diabetes-Sterblichkeit zurück. Diese Erscheinung wurde auf den im Vergleich zu Friedenszeiten reduzierten Zuckerverzehr zurückgeführt. Untersuchungen von Captain T. L. Cleave und Dr. G. D. Campbell wiesen nach, daß Anstieg und Rückgang der Sterblichkeit bei Diabetes zwischen 1905 und 1947 mit Anstieg und Rückgang des Zuckerverbrauchs in Verbindung standen.

Andere Wissenschaftler meinen, im Rückgang des Fettverzehrs liege die bessere Erklärung. Dr. H. C. Trowell, der auch an der Niederschrift des vorliegenden Buches mitgewirkt hat, lenkte das Augenmerk auf die Rolle, die die Nahrungsballaststoffe möglicherweise bei der Vorbeugung gegen die Zuckerkrankheit spielen. Er zeigte, daß die Diabetessterblichkeit in Großbritannien zwischen 1941 und 1953 um 54% zurückgegangen ist. Das waren die gleichen Jahre, in denen die britische Bevölkerung das ballaststoffreiche „National Flour" (flour [engl.]: Mehl) verwenden mußte. Dieses Mehl enthielt die Bestandteile des Weizenkorns zu 86% und hatte einen höheren Ballaststoffgehalt als das gewöhnliche Weißmehl, in dem nur noch 72% des Getreidekorns enthalten sind. In den 50er Jahren lag der Zucker- und Fettverzehr in Großbritannien zwar häufig über den Vorkriegswerten, jedoch blieben die Mortalitätsraten für Diabetes in den Jahren, als es das ballaststoffreiche „National Bread" (bread [engl.]: Brot) gab (1941–1954), weiter rückläufig.

Bei Tieren, die fernab der menschlichen Zivilisation in ihrer natürlichen Umgebung leben und sich artspezifisch ernähren, ist Diabetes praktisch nie beobachtet worden. Genauso wenig ist bekannt über Zuckerkrankheit bei Menschen, die in der Sozialisationsform eines Jäger- und Sammlervolks leben und sich entsprechend ernähren. Dies alles deutet darauf hin, daß die Zuckerkrankheit im großen und ganzen Ergebnis einer vom Menschen manipulierten Umwelt ist. Diese Ansicht wird von der Beobachtung gestützt, daß Patienten, die im mittleren Lebensalter an Diabetes erkranken, „geheilt" werden können und sämtliche Zeichen dieser Krankheit verlieren, wenn sie sich bei ihrer Ernährung an der Kost des Menschen in ihrer ursprünglichen Zusammensetzung orientieren, die einst im wesentlichen aus größeren Mengen faserreicher, stärkehaltiger Nahrungsmittel bestand. Zu solchen Nahrungsmitteln würden minimal verfeinerte Getreideprodukte zählen wie Vollkorn- oder Knäckebrot, faserreiche Müslis oder ähnliche Frühstücksflocken sowie andere Lebensmittel mit hohem Ballaststoffanteil und geringem Energie- bzw. Kaloriengehalt. Auf Lebensmittel wie Weißmehl oder Zucker sollte dann so weit wie möglich verzichtet werden.

Es ist bisher nicht gelungen, Diabetes bei Tieren durch eine übermäßige Fütterung mit Zucker oder Fett künstlich auszulösen. Genausowenig konnte je ein Mensch durch vollständigen Entzug von Zucker und sichtbarem Fett von der Zuckerkrankheit geheilt werden. Obwohl Diabetes nur unter großen Schwierigkeiten bei Tieren künstlich erzeugt werden konnte, ist es einigen Wissenschaftlern doch gelungen, diese Krankheit bei bestimmten Nagetieren auszulösen, um so die Ursachen der Zuckerkrankheit genauer untersuchen zu können; es gelang bei Sandratten, Hamstern und Springmäusen.

Allè diese Tiere leben gewöhnlich in trockenen, sandigen Gebieten; ihre karge Nahrung ist rauh und faserhaltig und hat einen geringen Stärkeanteil.

Die in der ägyptischen Wüste lebende Sandratte ist am genauesten erforscht worden. Wird dieser Ratte eine völlig neue Nahrung in Form eines Futters aus besonders stärkehaltigem, verfeinertem Weizen angeboten, die im Vergleich mit ihrer natürlichen Nahrung einen hohen Energieanteil im Verhältnis zum Fasergehalt hat, beginnt sie, wahnsinnig viel zu fressen. Die Energieaufnahme verdoppelt sich, und nach kurzer Zeit ist das Tier so fett, daß es sich nur unter Schwierigkeiten bewegen und paaren kann.

---

Abb. 33 Diät zur Behandlung von Zuckerkrankheit (in % der tägl. Energie-[Kalorien-]Zufuhr). Aus den prozentualen Angaben über die unterschiedliche Herkunft der täglichen Energie-(Kalorien-)Zufuhr aus verschiedenen Nahrungsmitteln geht hervor, daß die in einigen Kliniken mit Erfolg bei der Behandlung von Diabetes angesetzte Diät viel mit der Ernährungsform gemeinsam hat, die in den westlichen Industrieländern zu einer Zeit vorherrschte, als die Zuckerkrankheit noch relativ selten vorkam, sowie auch mit der Kost, von der sich Menschen in Ländern mit geringem Vorkommen von Zuckerkrankheit ernähren. ▶

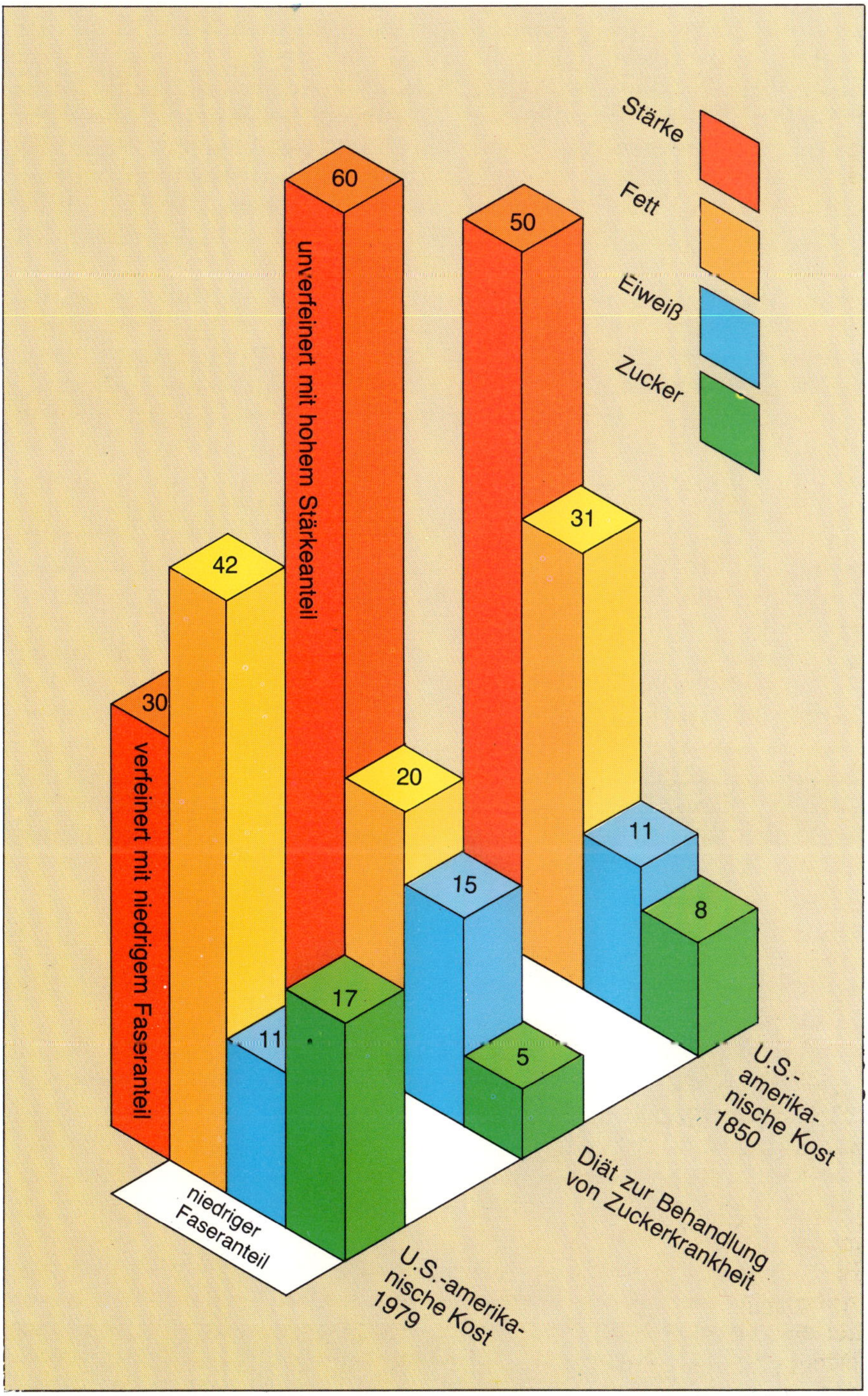

Stärke
Fett
Eiweiß
Zucker
60
50
42
31
30
20
15
11
11
17
8
5
unverfeinert mit hohem Stärkeanteil
verfeinert mit niedrigem Faseranteil
niedriger Faseranteil
U.S.-amerikanische Kost 1979
Diät zur Behandlung von Zuckerkrankheit
U.S.-amerikanische Kost 1850

Die meisten Ratten werden zuckerkrank und sterben, wenn ihnen kein Insulin gegeben wird. Es ist nicht nötig, das Rattenfutter noch mit Butter oder Zucker anzureichern, um bei ihnen Übergewicht zu erzeugen, dazu ist das neue energiereiche Futter allein schon völlig ausreichend. Wenn bei einem solchen Versuch einer Kontrollgruppe von Ratten nur kalorienarmes Futter angeboten wird wie z. B. Karotten und andere Gemüsesorten, welches gemessen an seinem Kaloriengehalt einen viel höheren Ballaststoffanteil besitzt, ist zu beobachten, daß diese Tiere nur mäßig fressen und im Verhältnis nur wenig Kalorien zu sich nehmen; sie werden nicht fett und auch nicht zuckerkrank.
Für die Ratten der Versuchsgruppe, die das neue Futter bekam, entsprach die Ernährungsumstellung der Verschiebung, mit der der Mensch fertig werden muß, wenn seine gewohnte ballaststoffreiche Ernährung durch ballaststoffarme Kost ersetzt wird.
Wie die Pima-Indianer, die im vorigen Kapitel als Beispiel dienten, mußten sich auch die Sandratten auf eine sehr plötzliche Ernährungsumstellung einrichten. Vergleichbare Veränderungen der Ernährungszusammensetzung vollzogen sich in den Ländern der westlichen Welt meist in einem Zeitraum von mehr als hundert Jahren. Deshalb kam es bei den Sandratten, denen keine Zeit zur Anpassung an die veränderten Gegebenheiten blieb, zu solch drastischem Anstieg der Häufigkeit von Zuckerkrankheit.
Über Zuckerkrankheit bei fleischfressenden Tieren liegen sehr wenige Berichte vor; sie ernähren sich gewöhnlich auch in Gefangenschaft weitgehend von Fleisch und weigern sich, viel stärkehaltige Nahrung zu sich zu nehmen. Von 800 Katzen wird nur eine zuckerkrank, bei Hunden aber, die praktisch alles fressen, was man ihnen anbietet, bekommt bereits eines von 200 Tieren Diabetes. Alle Tiere, die zuckerkrank werden, d. h. also Sandratten genauso wie alte Haushunde, sind auch übergewichtig. Zwischen Diabetes und Übergewicht besteht bei Tieren wie bei Menschen ein Zusammenhang, und das kann als Hinweis auf eine beiden Krankheiten gemeinsame Ursache gesehen werden.

## Diätetische Maßnahmen

In vielen Fällen kann die in den mittleren Lebensjahren manifest werdende Zuckerkrankheit dadurch geheilt werden, daß die Patienten weniger essen und abnehmen, bis sie ein für ihre Größe und ihr Alter normales Gewicht erreicht haben. Sobald sie wieder zunehmen, erleiden sie gewöhnlich einen Rückfall. Bei manchen muß der hohe Blutzuckerspiegel medikamentös behandelt werden.
Bis vor kurzem erhielten Diabetespatienten gewohnheitsmäßig die Anweisung, bei ihrer Ernährung darauf zu achten, möglichst wenig Zukker zu sich zu nehmen und auch die Stärkeaufnahme gering zu halten. Damit erhöhte sich aber der Fettgehalt ihrer Ernährung. Neuerdings wird den Zuckerkranken von Ernährungsfachleuten geraten, mehr Stärke zu essen und gleichzeitig die Fettzufuhr zu beschränken.

Einige Ärzte sind darüber hinaus dazu übergegangen, unverfeinerte, besonders ballaststoffhaltige Lebensmittel zu empfehlen (s. Abb. 33). Berichten von in den USA erscheinenden medizinischen Fachzeitschriften zufolge konnte bei 85% aller Patienten mit Hilfe einer Diät aus besonders ballaststoff- und stärkehaltigen Nahrungsmitteln ein Rückgang der Krankheit erreicht werden; auf die schlackenreichen, stärkehaltigen Lebensmittel entfielen dabei 60% der täglichen Kalorienzufuhr, auf Zukker nur noch 5%, auf Fett 20% und auf Eiweiß nach wie vor 15%. Der Ballaststoffanteil einer solchen Diät ist groß, er liegt bei etwa 70 g täglich.

Nach Abklingen der Symptome der Zuckerkrankheit setzten die Patienten ihre Diät mit hohem Ballaststoffanteil fort. Die Energiezufuhr war dabei wie folgt verteilt: 50% stärkehaltige Lebensmittel, 30% Fett, 8% Zucker und 12% Eiweiß.

In den Vereinigten Staaten ist es bei Diabetespatienten nach der Entlassung aus dem Krankenhaus nicht zu Rückfällen gekommen, wenn sie diese Diät unter ärztlicher Aufsicht noch 12 Monate weiterführten. Das ergibt sich auch aus an der Universität Lexington, Kentucky, und einer Reihe von Kreiskrankenhäusern in Großbritannien durchgeführten Untersuchungen. Fast keiner der Patienten, bei denen die Medikamentengabe allmählich abgebaut wurde, benötigte am Ende überhaupt noch Medikamente. Selbst diejenigen, die von der Injektion kleiner Mengen Insulin abhängig gewesen waren, hielten vielfach die medikamentöse Behandlung für nicht länger erforderlich. Eine Umstellung der Ernährung sollte jedoch bei Zuckerkranken nur unter ärztlicher Aufsicht durchgeführt werden. Fälle von jugendlicher Zuckerkrankheit konnten mit dieser Diät noch nicht erfolgreich behandelt werden.

Es sieht so aus, als ob die Zuckerkrankheit bei Erwachsenen zum einen zwar schon auf gewisse Erbfaktoren zurückzuführen ist, zum anderen aber sehr wahrscheinlich bei den Menschen auftritt, deren Ernährung aus verfeinerten, faserarmen kohlenhydrathaltigen Lebensmitteln besteht. Bei einer Rückorientierung an traditionelle Ernährungsformen der im westlichen Kulturkreis lebenden Menschen wird die Krankheit immer seltener und verschwindet unter Umständen sogar ganz. Das erklärt sich dadurch, daß der ballaststoffreiche Kohlenhydratanteil der Nahrung zu einer Verlangsamung der Nährstoffresorption aus dem Darm führt. Damit verringert sich auch der Insulinbedarf zur Verarbeitung von Glukose. Um das zu erreichen, müssen wir den Anteil unserer Energiezufuhr aus stark faserhaltigen, kohlenhydratreichen Lebensmitteln von gegenwärtig 30 auf 50% erhöhen. Durchschnittlich werden heute in Großbritannien oder Nordamerika aber nur etwa 20 g Ballaststoffe mit der täglichen Nahrung aufgenommen. Um diesen Anteil naturbelassener, nicht verfeinerter Stärke auf 50% unserer täglichen Nahrungszufuhr zu erhöhen, müßten wir unseren Verzehr von Fett und Zucker, die beide viel Energie, aber keine Ballaststoffe enthalten, um 10% verringern.

Aus neuesten Forschungsberichten geht hervor, daß Pflanzengummi, ein Bestandteil bestimmter Ballaststoffe, die Viskosität des Dünndarminhalts erhöht; damit wird die Resorption von Glukose und anderen Nährstoffen aus dem Darm verzögert. Gut vergleichen läßt sich die Situation hier mit einer Gießkanne, mit deren Inhalt man ein Beet wässern möchte. Hat die Kanne keine Sprengtülle, schießt viel Wasser auf einmal aus der Kanne heraus, und sie ist bereits nach wenigen Metern leer. Mit Gießtülle dagegen fließt das Wasser langsamer und kann so gleichmäßig auf die ganze Länge des Beetes verteilt werden. In ähnlicher Form werden Nährstoffe rasch im ersten Darmabschnitt resorbiert, wenn die Nahrung aus verfeinerten, ballaststoffarmen Lebensmitteln besteht. Die Resorption erfolgt dagegen langsam auf der ganzen Länge des Dünndarms, wenn der Darminhalt aufgrund des Ballaststoffgehalts der Nahrung zäh geworden ist. Bei der Verdauung von pflanzenfaserarmer Kost werden die das Insulin produzierenden Drüsen mehr beansprucht als beim Verzehr stark faserhaltiger Kost. Bemerkenswert ist in diesem Zusammenhang, daß Ärzte, die diese neuen Ernährungsrichtlinien ausprobiert haben, gelegentlich die Anreicherung der Kost mit Weizenkleie verordneten, um so auch die letzten Einheiten Insulin oder die letzte Tablette zu ersetzen.

Es ist im Augenblick noch zu früh, um den Wert von Diätfahrplänen mit einem hohen Anteil an unverfeinerten, ballaststoffreichen und stärkehaltigen Nahrungsmitteln abschließend beurteilen zu können. Kein sich bereits in Behandlung befindlicher Patient sollte seine Ernährungsweise ohne die vorherige Einholung ärztlichen Rats und ohne ständige ärztliche Überwachung umstellen. Den erläuterten ernährungswissenschaftlichen Erkenntnissen und den sich daraus ergebenden praktischen Möglichkeiten ist jedoch eine gewisse Bedeutung nicht abzustreiten.

# 11 Die Gefahren des Übergewichts

## Warum ist Übergewicht ein Problem?

Übergewicht liegt vor, wenn jemand im Verhältnis zu seiner Körpergröße und Alter zu viel wiegt. Es entsteht durch die Anlagerung überschüssigen Fetts im Körper. Im Bewußtsein der damit zusätzlich entstehenden Risiken bestehen Lebensversicherungsgesellschaften auf der Angabe des Körpergewichts im Antrag eines zukünftigen Versicherungsnehmers, wenn das mittlere Lebensalter bereits erreicht ist. Übergewichtige Frauen und Männer erkranken eher an Diabetes und Bluthochdruck als Normalgewichtige. Die meisten Menschen möchten schlank bleiben, um körperlich leistungsfähig und attraktiv zu sein. Ein Drittel aller britischen Frauen gibt zu, schon einmal eine Schlankheitskur gemacht zu haben. In den USA sind 40% aller Erwachsenen übergewichtig.

## Kommt Übergewicht nur von zu reichlichem Essen?

Manche können essen „wie die Scheunendrescher", können sich mit sämtlichen Dickmachern „vollstopfen" und nehmen doch nie zu. Andere essen vielleicht viel weniger, bleiben aber doch nicht schlank. Das erscheint ungerecht, aber die Menschen sind nun einmal verschieden. Manche haben rotes, andere wiederum schwarzes Haar; der eine schüttelt sich vor Erdbeeren, und der nächste verträgt keinen Essig. In ähnlicher Form unterscheiden sich die Menschen auch im Hinblick auf ihr Körpergewicht.

Früher mußten die Menschen jeden Tag viele Stunden lang schwere körperliche Arbeit leisten. Männer und Frauen gingen nicht nur etliche Kilometer zu Fuß zur Arbeit, auch ihre Arbeit verlangte harten körperlichen Einsatz. Die Frauen mußten Wäsche waschen, Fußböden scheuern, Lebensmittel vom Kaufmann nach Hause tragen und oft auch noch auf dem Feld mithelfen. Heute befördern uns Maschinen zu unseren Arbeitsplätzen, Maschinen leisten die Schwerarbeit in den Betrieben und zu Hause. Da ist es kein Wunder, daß viele Menschen zunehmen. Die mit der Nahrung zugeführten Kalorien werden einfach nicht verbraucht und infolgedessen als Körperfett angelagert.

Unser Appetit wird einmal vom Gehirn und zum andern durch die körperlichen Bedürfnisse gesteuert. Zur Deckung unseres Energiebedarfs brauchen wir vielleicht gar nicht viel zu essen, aber wir können es uns leicht angewöhnen, Nahrungsmittel in großen Mengen zu uns zu nehmen. Wir essen Obst oder kauen Kaugummi, essen Süßigkeiten oder knabbern Kekse, vor allem, wenn wir unruhig oder müde sind. Wir sehen uns den

Versuchungen der Werbung ausgesetzt, mit der uns immer neue Köstlichkeiten schmackhaft gemacht werden. Auf die verschiedenste Art und Weise will man uns dazu bewegen, mehr zu essen und zu trinken und gleichzeitig neue Maschinen zu erwerben, die uns die körperliche Betätigung abnehmen, die wir so nötig hätten, um die zusätzlichen Kalorien zu verbrauchen.
Die wenigsten sind sich darüber im klaren, daß die meisten gesüßten alkoholfreien Getränke zu etwa 10% aus Zucker bestehen. Um sich einmal deutlich zu machen, wie wenig raffinierter Zucker aus einer Zuckerrübe gewonnen werden kann, schaue man sich die Abb. 36 an. Auch alkoholische Getränke sind Dickmacher. Überdies vergißt man nach ein oder zwei Gläsern so leicht, daß man ja eigentlich abnehmen wollte, und trinkt mehr, als man ursprünglich wollte.
In Zeiten großer Armut und weitverbreiteter Arbeitslosigkeit galt es als Zeichen von Reichtum, reichlich zu essen und eine stattliche Figur zu entwickeln. Fettleibigkeit war ein Statussymbol. Aber Moden sind kurzlebige Erscheinungen, und so empfindet man heute eher Scham als Stolz über seine auseinandergehende Taille. Eine Miß World und ihre Konkurrentinnen sind immer schlank. In dieser besonderen Hinsicht hat Mode einen Sinn. Übergewichtige leben mit einem höheren Erkrankungsrisiko und sehen überdies wirklich nicht gerade besonders attraktiv aus.

## Übergewicht – eine Krankheit unserer Zeit

Es gab natürlich auch schon in den antiken Kulturen der Ägypter, Assyrer, Griechen und Römer fette Menschen. Soweit sich heute nach alten Schriftstücken und überlieferten Standbildern beurteilen läßt, waren sie aber in der Minderzahl (s. Abb. 34). Selbst in höherem Alter wurden die römischen Kaiser nur selten als besonders beleibt dargestellt.
Die Gemälde der Britischen Portrait-Nationalgalerie zeigen die Könige, Königinnen und Angehörigen des Hofes der Zeit zwischen dem 13. und der Mitte des 17. Jahrhunderts als schlanke Menschen. König Charles II., der gegen Ausgang des 17. Jahrhunderts lebte, ist der erste in der Galerie verewigte Herrscher, der tatsächlich mit einem dicken Bauch dargestellt ist. Nur kurze Zeit später, während der Herrschaft von Queen Anne, war bereits der gesamte Adel ab etwa Mitte 30 als fettleibig zu bezeichnen. Vor dieser Zeit hatte es nur wenige übergewichtige Menschen gegeben. In Geschichtsbüchern steht zu lesen, daß das britische Heer im 17. Jahrhundert aus 40 000 Soldaten bestand, die alle gut marschieren konnten, „weil nicht ein einziger Mann fett war“. Erst seit dem 19. Jahrhundert wird der Ausdruck Obesität oder Obesitas für Fettleibigkeit häufiger verwendet. Ursprünglich beschrieb das Wort lediglich den Zustand des „Gegessen-Habens“ ohne Anspielung auf Übergewicht.
So wie Fettleibigkeit in den westlichen Industrieländern im Lauf der letzten Jahrhunderte zu einer ganz normalen Erscheinung geworden ist, gehört sie mittlerweile auch in den weniger entwickelten Staaten Afrikas und in

anderen Mangelländern zum alltäglichen Bild. In den 20er Jahren war Berichten von in Ostafrika tätigen Ärzten zu entnehmen, daß die Afrikaner fast alle schlank waren. Selbst in den Reihen von Soldaten, die mit großzügigen Rationen traditioneller afrikanischer Nahrung verköstigt wurden, entstand nur selten Übergewicht. Im Gegensatz dazu ist die Bevölkerung der afrikanischen Städte häufig zu dick. Bilder einiger fettleibiger Herrscher des afrikanischen Kontinents sind uns von den Nachrichtenmedien her nur allzu bekannt. Ein Chirurg trifft beim Operieren von Durchschnittsafrikanern nur auf eine dünne Fettschicht zwischen Haut und Muskulatur. Im westlichen Kulturkreis dagegen (auch bei von westlicher Kultur beeinflußten Afrikanern) ist der Bauch meist von einer Fettschicht mehrerer Zentimeter Dicke umgeben, die der Chirurg durchtrennen muß, bevor er die Muskulatur freilegen kann.

Jedoch machte es Afrikanern auch früher schon keine Schwierigkeiten, bei jemandem bewußt Übergewicht herbeizuführen. In den 20er Jahren wurden ohne die zusätzliche Verwendung von Zucker junge Mädchen gemästet, um einen möglichst hohen Verheiratungspreis sicherzustellen. In bestimmten Stämmen waren die Mädchen angehalten, viel Milch und Sahne zu trinken; beides enthält viel Fett mit einem hohen Kalorienwert und fördert die Entstehung von Übergewicht.

## Veränderte Ernährungsgewohnheiten

In der Ernährungswissenschaft spricht man von Nahrung mit besonders hohem Brennwert, d. h. von solchen Nahrungsmitteln, die schon in einer kleinen Menge viel Kalorien enthalten. Fette und Zucker sind beide besonders „kalorienträchtig“, wobei Fett noch mehr Kalorien hat als Zucker.

Nun sind viele der in der Ernährung westlicher Prägung auftauchenden Nahrungsmittel kalorienhaltig und tragen dementsprechend zur Bildung von Übergewicht bei; die Gewichtszunahme wird aber darüber hinaus auch durch Bewegungsmangel gefördert.

Vielfach werden bei der in den westlichen Wohlstandsländern vorherrschenden Ernährungsweise bis zu 20% des Energieverbrauchs durch Zucker abgedeckt, d. h. bis zu 20% der täglichen Kalorienzufuhr entfallen auf Zucker. Fette sind an unserer täglichen Gesamtenergiezufuhr mit 40% beteiligt. Da in keinem dieser beiden Nährstoffe Pflanzenfasern enthalten sind, fehlen also bei 60% der von uns verzehrten Energie Ballaststoffe völlig; diese 60% sind folglich Energie in höchster Konzentration. Ballaststoffe sind praktisch der einzige Nahrungsbestandteil, der fast keine Kalorien enthält (s. Abb. 36).

Vor etwa 200 Jahren stammten in Großbritannien 70% der bei normaler Kost zugeführten Energie aus Weizen; sie wurden größtenteils in Form von stark faserhaltigem Vollkornbrot verzehrt. Zu dieser Zeit entfielen auf Zucker nicht einmal 4% der Energiezufuhr. Über den entsprechenden Fettverbrauch zur damaligen Zeit wissen wir nicht so viel, er erreichte

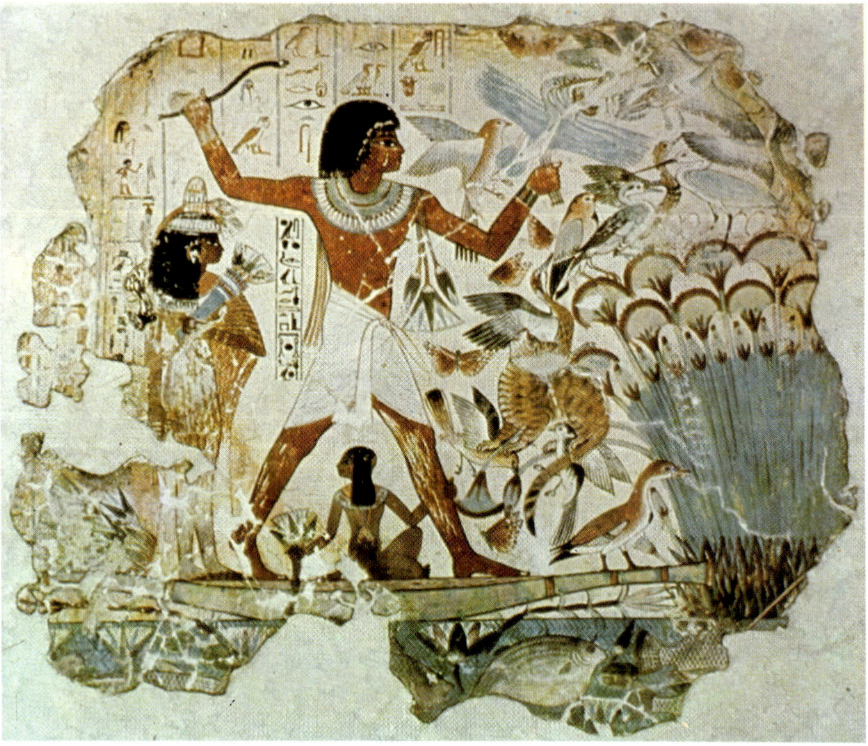

Abb. 34 Die antike Kunst zeigt selten Abbilder von fetten Menschen; hier das Beispiel eines ägyptischen Grabgemäldes.

aber bestimmt nicht einmal die Hälfte der heutigen Menge und war 1780 bei höchstens 20% der Gesamtenergiezufuhr anzusetzen.
Die traditionelle afrikanische Ernährung ähnelt hinsichtlich der Kohlenhydrat- und Fettanteile der Ernährungsform, wie sie früher in Großbritannien auch üblich war. Die modernisierte afrikanische Ernährung enthält heute viel größere Mengen an Fett und Zucker als früher, und vielfach gehört sogar schon Weißbrot dazu. Fett und Zucker enthalten überhaupt keine Ballaststoffe, Weißbrot nur einen minimalen Teil.
Mit dem Übergewicht ist es so wie mit einer Kapitalbilanz. Kommt mehr Geld herein als ausgegeben wird, entsteht ein dickes Plus. In ähnlicher Form kommt es allmählich zu Übergewicht, wenn mehr Nahrung zugeführt wird als bei der Muskeltätigkeit und dem Ablauf der verschiedenen Organfunktionen im Körper verbrannt werden kann. Die überschüssige Energie wird im Körper als Fettreserve angelagert. Übergewicht ist also nichts anderes als ein Bilanzproblem.
Man geht davon aus, daß es einen unbekannten chemischen Informationsübermittler gibt, der überschüssige Fettanlagerungen aufspürt, dann in den Blutbahnen zum Gehirn wandert und dort, wo zahlreiche Nerven-

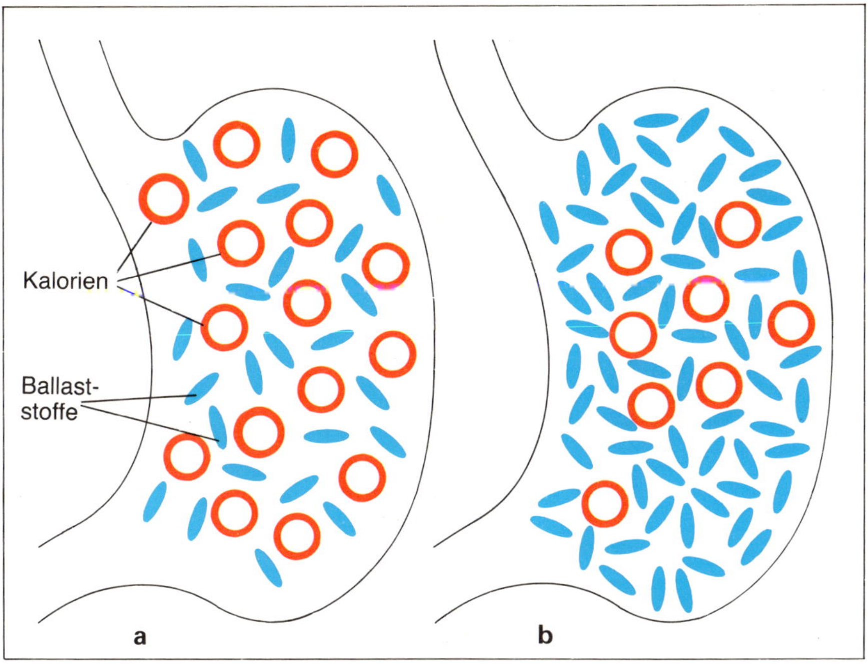


Abb. 35
a Mit ballaststoffarmer Nahrung gefüllter Magen,
b mit ballaststoffreicher Nahrung gefüllter und gesättigter Magen.

Abb. 36 Eine ganze Zuckerrübe ergibt nur einen Teelöffel raffinierten Zucker.

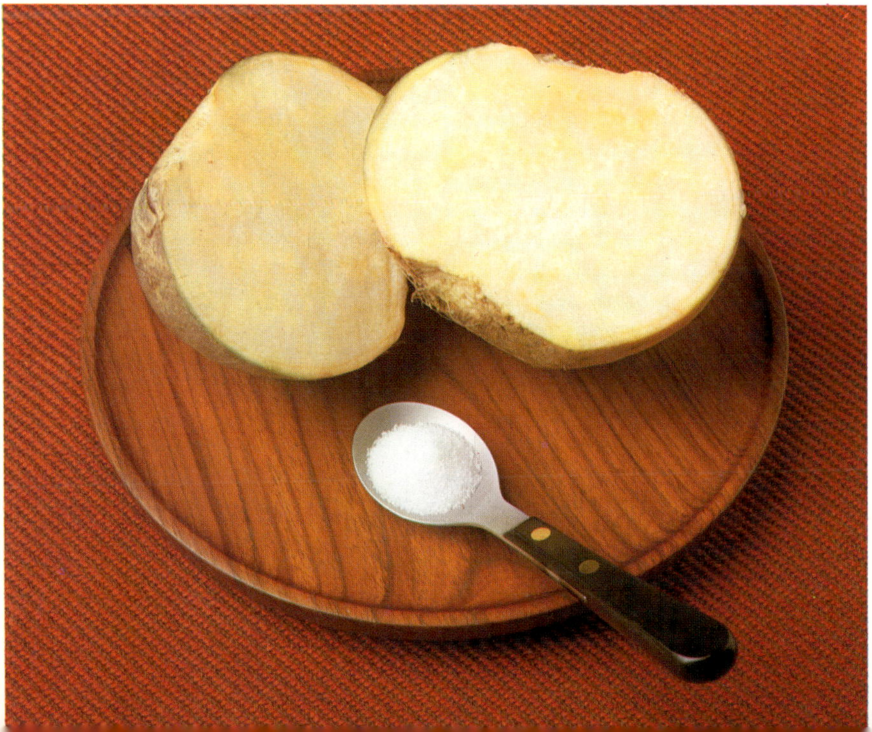

stränge in einem vermeintlichen Appetitzentrum zusammenlaufen, entsprechende Meldung erstattet. Dieses Zentrum scheint von einem Abbau der Fettreserven informiert zu werden, und daraufhin verspüren wir auf seltsame und unerklärte Weise einfach ein kleines bißchen mehr Hunger und beschließen, noch eine kleine Kartoffel oder ein Butterbrot mehr zu essen.
In der Schulmedizin heißt es, Übergewicht entsteht, wenn mehr Kalorien mit der Nahrung zugeführt werden als für die Muskeltätigkeit und die Aufrechterhaltung der Funktionsfähigkeit unseres Körpers erforderlich wäre. Diese Aussage ist so jedoch nur bedingt richtig. Man müßte eher sagen, Übergewicht entsteht dadurch, daß aus der zugeführten Nahrung mehr Energie resorbiert wird als für die Aufrechterhaltung der Funktionsfähigkeit unseres Körpers notwendig ist. Durch den Verzehr ballaststoffreicher Nahrungsmittel wird also nicht nur der Gesamtverbrauch an Energie verringert, auch die Resorption dieser Energie wird um 1 bis 2% gesenkt.

## Ballaststoffe und Übergewicht

Captain Cleave hat als einer der ersten Ärzte darauf hingewiesen, daß Tiere in freier Wildbahn selten Übergewicht haben (es sei denn, sie lagern Fett für den Winter an). Auch bei den Durchschnittseuropäern war bis zum 18. Jahrhundert Übergewicht nicht bekannt. Wird z. B. eine in der afrikanischen Grassteppe lebende Antilope zu fett, hat der Löwe leichtes Spiel, sie sich zur Beute zu machen. Hier kommt der natürliche Auswahlmechanismus der Natur zum Tragen. Ein englisches Wildkaninchen darf kein Fett ansetzen, sonst erwischt es der Fuchs. Bei reinen Jäger- und Sammlervölkern, wie heute beispielsweise noch bei afrikanischen Buschmännern oder früher bei den Aborigines, den von Charles Darwin im 19. Jahrhundert beschriebenen Ureinwohner Australiens, handelt es sich durchweg um schlanke Menschen. Ein Jäger kann nicht viele Tiere erlegen, wenn er zu dick ist, und ebenso wenig wird es einer übergewichtigen Frau gelingen, Nüsse oder Samen in ausreichender Menge zu sammeln.
In der Evolution fällt Übergewichtigkeit immer den natürlichen Auswahlmechanismen zum Opfer – es sei denn, die Überlebenschance wird durch Fettanlagerungen günstig beeinflußt; Seehunde müssen z. B. während der kurzen Haupternährungszeit des arktischen Sommers unbedingt Fettpolster anlagern. Auch Zebras müssen Fett anlagern, weil sie in der Trockenzeit kaum Futter finden, allerdings nicht zu viel, denn sonst können sie vor ihrem natürlichen Feind, dem Löwen, nicht mehr fliehen. Selbst in der einfachen Landwirtschaft dürfen die Beschäftigten nicht zu viel Gewicht ansetzen, denn sie wären sonst nicht in der Lage, die harte Arbeit des Grabens und Tragens für ihren Lebensunterhalt entsprechend auszuführen.

**Halten Ballaststoffe schlank?**

Zu der für die westlichen Wohlstandsländer typischen Fettleibigkeit kommt es, wenn jemand im Laufe von 15 Jahren im Alter zwischen 25 und 40 nach und nach etwa 6½ kg Fett ansetzt – das wäre etwa 1 Pfund im Jahr. Aus Ernährungstabellen ist leicht zu entnehmen, daß dies bereits der Fall ist, wenn von einer täglichen Gesamtenergiezufuhr von 2000 Kalorien nur etwa 40 Kalorien angelagert werden. Diese 40% stellen lediglich 2% unseres Energiebedarfs dar. Ballaststoffe nun sind der einzige Bestandteil unserer täglichen Nahrung, der keine Energie liefert. Da eine ballaststoffreiche Kost die Energieresorption um 1 bis 2% verringert, kann man durchaus davon ausgehen, daß eine solche Ernährung das Schlankbleiben erleichtert.
Ballaststoffe halten auf vielerlei Weise schlank. Vollkornprodukte werden langsamer gegessen, weil man sie besser kauen muß. Dabei schluckt man im allgemeinen mehr Speichel, und auch das füllt den Magen. Fasern schaffen Volumen, enthalten aber keine Kalorien. Außerdem ißt man von Vollkornbrot meist nicht so viel wie von weichem Weißbrot oder Kuchen und Keksen. Stuhlvolumenschaffende Nahrungsmittel wie Vollkornbrot, Kartoffeln oder Gemüse machen satt, also ißt man von ihnen entsprechend weniger und damit kalorienärmer. Gezuckerte Getränke sind bereits nach kurzer Zeit vollständig resorbiert; deshalb melden sich Hunger oder Appetit bereits oft nach 1 bis 2 Stunden wieder, und man sucht erneut nach einem kleinen Happen für zwischendurch. Zudem binden Ballaststoffe Wasser, wie bereits in einem anderen Kapitel erwähnt wurde. Enthält die Nahrung Ballaststoffe in ausreichender Menge, enthalten Dünn- und Dickdarm mehr wäßrigen Kot – und bei vollem Darm hat man nicht so großen Hunger.
Wie genauer in Kap. 5 ausgeführt, wird das Sättigungsgefühl durch Ballaststoffe in der Nahrung verstärkt und verlängert. Dies wurde durch kürzlich veröffentlichte Untersuchungsergebnisse bewiesen: Gegenstand des Experiments war der Verzehr von Äpfeln in verschiedenen Zubereitungsformen durch freiwillige Versuchspersonen. Die jeweils verabreichte Menge war immer gleich; gegeben wurde sie in Form von normalen rohen Äpfeln, Apfelmus oder Apfelsaft (s. Abb. 37). Die rohen Äpfel enthielten ihre natürliche Faserstruktur; infolgedessen nahm ihr Verzehr mehr Zeit in Anspruch, aber sie machten dafür auch längere Zeit satt als die gleiche Menge Äpfel in den anderen beiden Zubereitungsformen. Im Apfelmus waren Fasern zwar noch enthalten, aber ihre ursprüngliche Struktur war zerstört; es war relativ schnell aufgegessen und hielt nicht so lange vor. Dem Apfelsaft waren jegliche Faserbestandteile entzogen; er war am schnellsten verzehrt und brachte am wenigsten Abhilfe gegen Hunger.

**Machen unverfeinerte Stärkekohlenhydrate dick?**

Im Gegensatz zu weitverbreiteten Ansichten ist der Nachweis erbracht worden, daß diese Nahrungsmittel nicht dick machen. Das liegt an ihrem volumenschaffenden Fasergehalt. Kartoffeln machen z. B. nicht dick, wenn sie ohne den Zusatz von Fett bzw. Öl zubereitet und gegessen

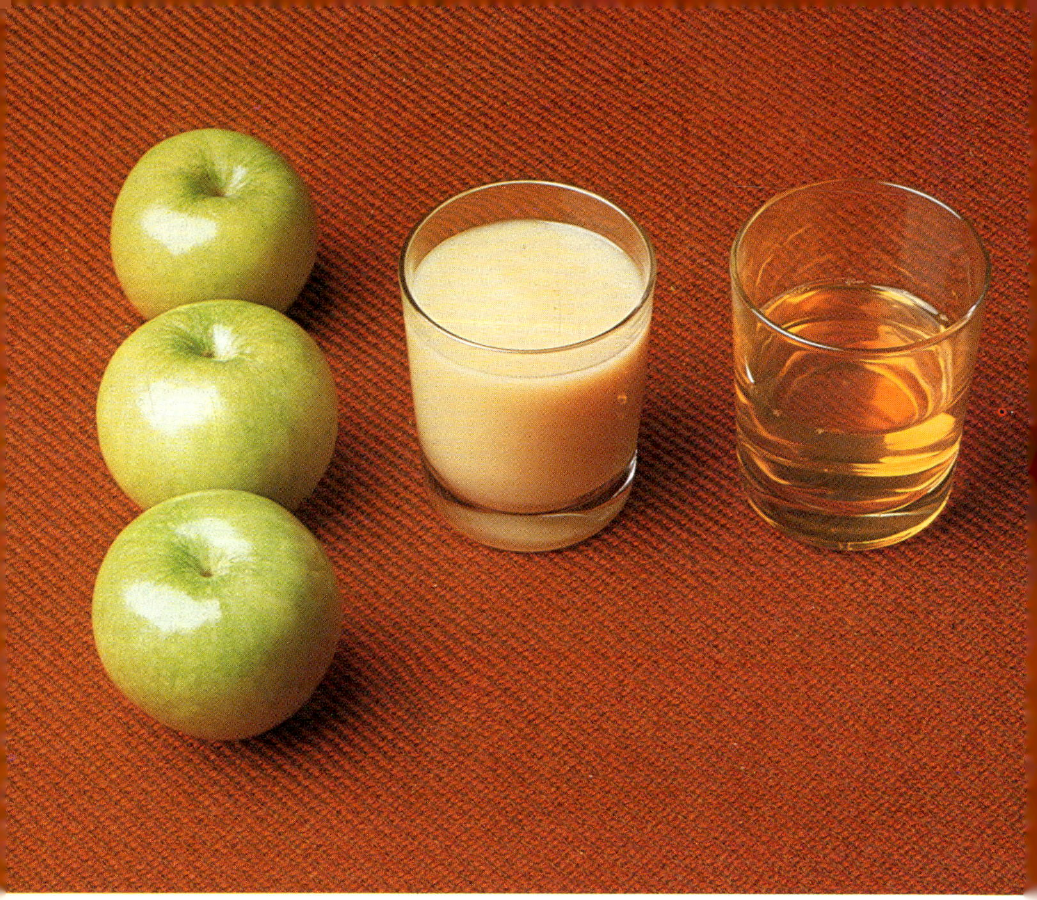

Abb. 37 Drei Äpfel – drei Äpfel als Apfelmus – drei Äpfel als Apfelsaft.

werden. Sie enthalten nämlich nur geringfügig mehr Kalorien als Äpfel und sogar etwas weniger als Birnen. Das wurde in einem interessanten Experiment mit 23 jungen Männern aus Irland nachgewiesen. Über einen Zeitraum von drei Monaten hinweg sollten sie jeden Tag etwa 10 große Kartoffeln essen (rund 1 kg) und konnten ansonsten zu sich nehmen, wovon und soviel sie Lust hatten. Am Ende der dreimonatigen Versuchsdauer hatten die meisten Probanden abgenommen. Diese Menge von 10 Kartoffeln füllt nämlich den Magen und hemmt so den Verzehr anderer, hochkalorischer Lebensmittel (s. Abb. 38).

Die moderne medizinische Forschung beschäftigt sich heute in zunehmendem Maße mit der unterschiedlichen Reaktion von Magen, Dünndarm und Dickdarm auf eine ballaststoffreiche Ernährung. Bisher ist soviel klar, daß die komplizierten, am Verdauungsvorgang beteiligten Drüsensysteme wie z. B. die das Insulin herstellende Bauchspeicheldrüse auf ballaststoffreiche Kost anders reagieren als auf die in der heutigen Zeit (normalerweise) angebotene schlackenarme Kost. In der Wissenschaft geht man davon aus, daß Nahrung mit einem hohen Faseranteil die

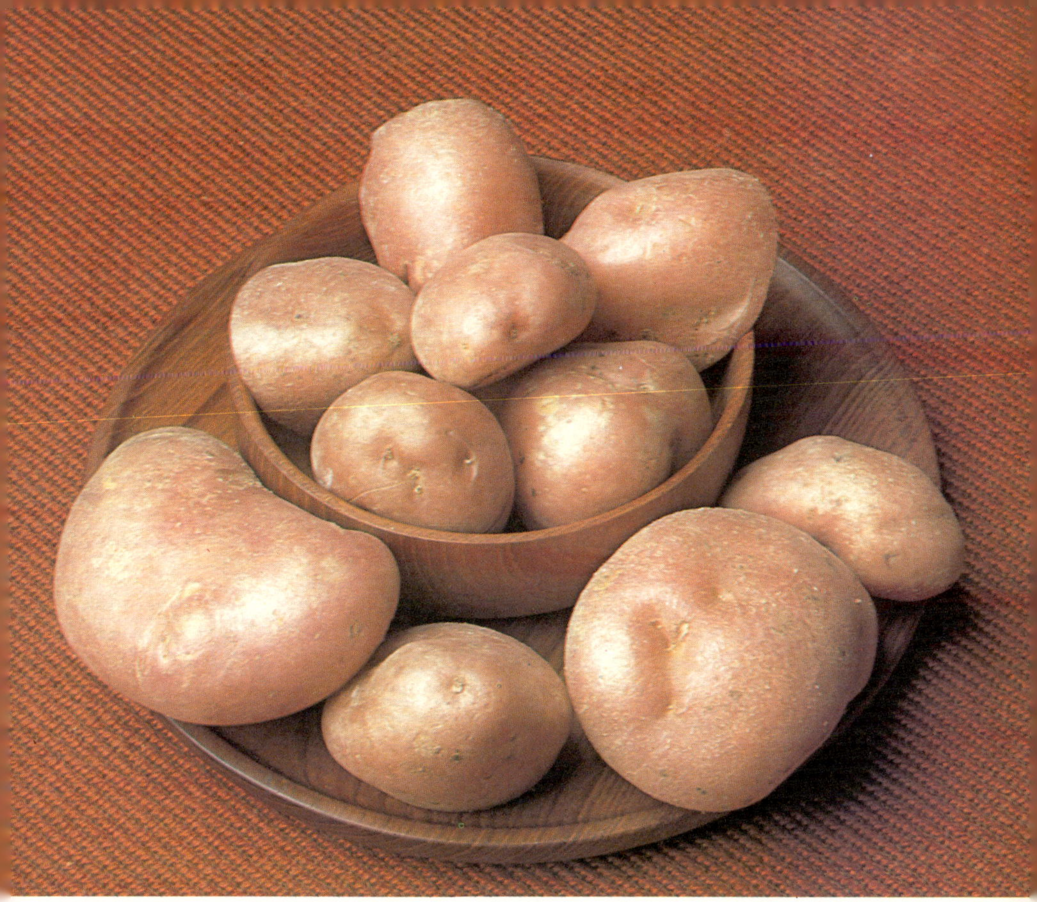

Abb. 38 Der Verzehr von täglich zehn großen Kartoffeln bewirkte in einer Versuchsgruppe Gewichtsverlust.

Insulinproduktion eher positiv beeinflußt. Das würde erklären, warum, wie in Kap. 10 beschrieben, eine Diät mit hohem Ballaststoffanteil bei Diabetikern oft so wirksam ist.

## Sieg im Kampf gegen Übergewicht und dauerhafter Erfolg

Abnehmen ist nicht leicht. Mit viel starkem Willen wird es einem gelingen, sein Gewicht um Pfunde oder sogar um Kilos zu senken, aber wenn man nicht aufpaßt, legt man Gramm um Gramm wieder zu und ist nach zwei Jahren an genau derselben Stelle angelangt, an der man seine Kur begonnen hatte. Vielen von uns wurden schlechte Eßgewohnheiten in der Kindheit anerzogen. Wir lernen, solche Nahrungsmittel zu bevorzugen, die kaum Fasern, aber viele Kalorien enthalten, nämlich die, die auf den Reklamefotos immer so verlockend aussehen und aus viel Fett und Zucker bestehen. Selbst nach einer erfolgreichen Schlankheitskur verfallen ihnen viele erneut – es sind dies Eiskrem, Schokolade, Süßigkeiten

und Kuchen. Zudem ist unser Geschmackssinn geeicht auf Butter, Sahne, Milch und pflanzliche Öle, wie sie beim Braten und Zubereiten von Salatsaucen großzügige Verwendung finden. Wer zur Anlagerung von Übergewicht neigt, sollte mit diesen Speisen sehr vorsichtig umgehen.
Man versuche am besten, sein Gewicht langsam über einen Zeitraum von einem halben oder einem ganzen Jahr hinweg zu reduzieren und dann die dabei erlernten neuen Ernährungsgewohnheiten auch weiterhin beizubehalten. Das ist viel sinnvoller, als seine überflüssigen Pfunde in wenigen Wochen abhungern zu wollen. Das kann keiner lange durchhalten. Es ist viel erfolgversprechender, sein Gewicht allmählich dadurch zu reduzieren, daß man sich bei den „normalen“ Lebensmitteln, die viel Fett bzw. Zucker enthalten, immer mit halben Portionen begnügt und sich ansonsten mehr an Fisch und mageres Fleisch wie Huhn z. B. sowie Obst und Gemüse hält.
Es befindet sich eine große Anzahl von Büchern über das Schlankwerden auf dem Markt, und es ist mir hier nicht möglich, das Thema erschöpfend zu behandeln. Zwei Punkte möchte ich jedoch betonen: Zum einen enthalten diese Anleitungen zum Schlankwerden Listen derjenigen Nahrungsmittel, die während einer Kur verboten sind, nämlich Zucker, Butter, Schlagsahne, Süßigkeiten, Kuchen, gesüßte Erfrischungsgetränke und Alkohol. Abgesehen davon, daß sich diese Nahrungs- und Genußmittel alle durch einen hohen Kaloriengehalt auszeichnen, enthalten sie eben sehr wenig oder überhaupt keine Ballaststoffe, auch wenn dies nicht selten unerwähnt bleibt. Daneben werden die Dinge aufgelistet, die in der Schlankheitskur erlaubt sind, weil sie an sich selten dick machen. Zu diesen kalorienarmen Nahrungsmitteln gehören Obst, Gemüse, Vollkornbrot, Roggenknäckebrot und anderes mehr. Sie haben alle einen hohen Ballaststoffgehalt, worauf ebenfalls nur in seltenen Fällen besonders aufmerksam gemacht wird.
Die Entstehung von Übergewicht in unserer heutigen Welt zu verhindern, ist kein leichtes Vorhaben. Nicht zu Unrecht haben die Menschen Freude am Essen. Durch den Zusatz von Fett und Zucker werden die Speisen schmackhafter. Doch auch Nahrungsmittel mit hohem Faseranteil, die weniger Fett und noch weniger Zucker enthalten, können auf verschiedenste Art und Weise interessant und wohlschmeckend zubereitet werden. Moderne Kochbücher weisen in zunehmendem Maße auf die Bedeutung ballaststoffreicher Nahrungsmittel hin, und es lohnt sich in jedem Fall, die entsprechenden Rezepte einmal auszuprobieren. Vielleicht entdecken Sie wie viele vor Ihnen, daß Vollkornbrot und andere faserreiche Speisen im Vergleich zu Weißbrot geschmacklich gehaltvoller sind, auch wenn das oft zunächst gar nicht gewürdigt wird. Das nächste Kapitel ist einigen praktischen Vorschlägen zur Frage gewidmet, unter welchen Gesichtspunkten aus dem allgemeinen Lebensmittelangebot die besten Ballaststofflieferanten auszuwählen sind.

# 12 Wie können wir unsere Ernährung ändern?

In welcher Weise sollten wir unsere Ernährung verändern, um einen Beitrag zur Vorbeugung gegen die vielen, in diesem Buch beschriebenen, weit verbreiteten Krankheiten zu leisten? Diese Frage ist natürlich individuell verschieden zu beantworten, wobei allerdings Richtlinien von allgemeiner Gültigkeit zu beachten sind. Da wären zunächst einmal die ernährungswissenschaftlichen Empfehlungen des „United States Senate Select Committee on Nutrition and Human Needs" (Sonderausschuß des amerikanischen Senats für Fragen der Ernährung und menschlichen Bedürfnisse) zur Verbesserung des Gesundheitszustands der amerikanischen Bevölkerung. Von diesen Empfehlungen kann jeder profitieren (s. Abb. 39).
Außerdem enthält dieses Kapitel eine Liste ballaststoffreicher Nahrungsmittel, verbunden mit praktischen Vorschlägen darüber, welche Veränderungen bei der Ernährung vorzunehmen sind, um die Ballaststoffzufuhr zu erhöhen (S. 106), zudem verweise ich auf den Nachtrag im Anhang (S. 116).

## Diätetische Zielsetzungen – Sonderausschuß des amerikanischen Senats für Fragen der Ernährung und menschlichen Bedürfnisse

Aus dem Diagramm in Abb. 39 gehen die Beschlüsse des Ausschusses zusammen mit seinen Empfehlungen aus dem Jahre 1977 zur Ernährungslage der amerikanischen Bevölkerung hervor. Es zeigt sich, daß besonders die ersten drei der offiziellen Zielsetzungen den Vorschlägen entsprechen, die in diesem Buch gemacht werden. Vorrang hat dabei die Verdoppelung des aus stärke- und kohlenhydratreichen Nahrungsmitteln gewonnenen Energie- bzw. Kalorienanteils in der Ernährung der amerikanischen Bevölkerung; daneben wird angeregt, den aus Getreideprodukten stammenden Kohlenhydraten bei der Herstellung weniger Fasern zu entziehen. Für eine solche Verdoppelung müßte der Verzehr von Vollkornbrot (einschließlich Knäckebrot), Erbsen, Bohnen, Linsen und Wurzelgemüse wie Kartoffeln und Karotten gesteigert werden. Dem Ausschuß zufolge sollte ferner die Energie-, d. h. Kalorienzufuhr aus Fett spürbar, nämlich um fast ein Drittel zurückgehen; bei Zucker müßte die Verringerung mehr als ein Drittel betragen. Der Eiweißanteil soll gleich bleiben.
Um diesen Anteil der aus Fett bezogenen Energie tatsächlich zu senken, müßte der Konsum von Fleischwaren und Molkereiprodukten eingeschränkt und z. B. sichtbares Fett vor dem Verzehr vom Fleisch entfernt werden. Bonbons und andere Süßigkeiten sowie Nachtische und Cremetorten, die sich sowohl durch einen hohen Zucker- als auch durch einen hohen Fettgehalt auszeichnen, wären ebenfalls zu meiden.

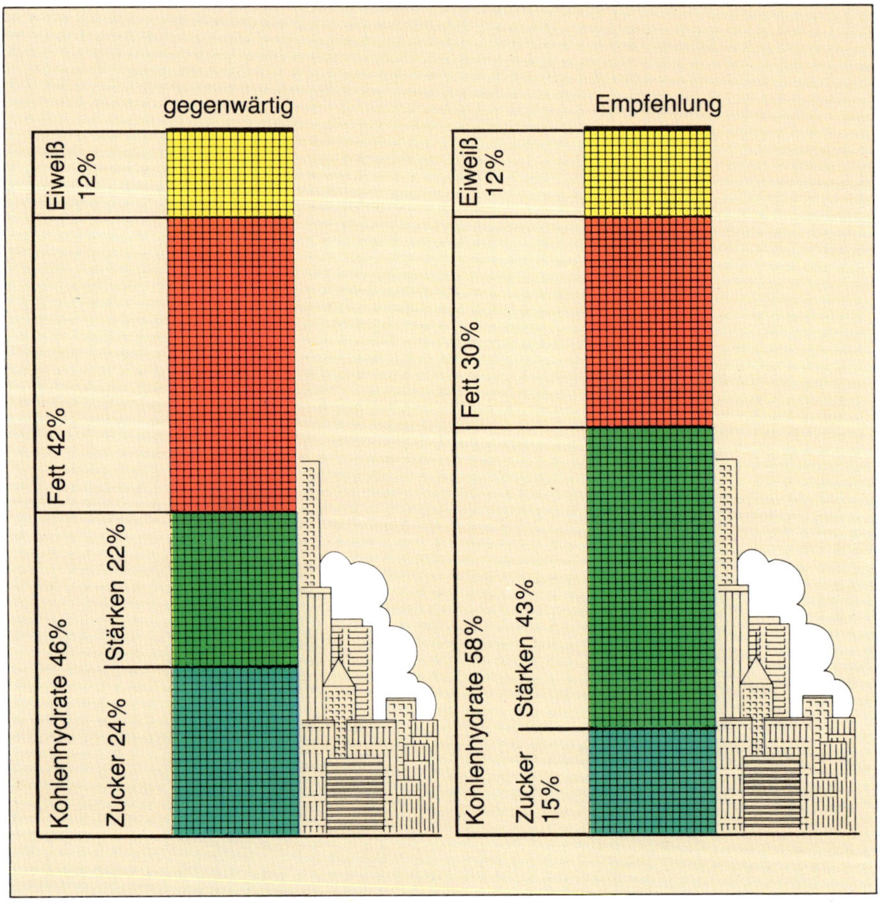


Abb. 39 Diätetische Zielsetzungen – der McGovern-Report.

Der Ausschuß empfahl darüber hinaus, weniger Eier, Butter und andere Nahrungsmittel mit hohem Cholesteringehalt zu essen. Dies wurde mit dem vermuteten Zusammenhang zwischen Cholesterinzufuhr mit der Nahrung und dem Cholesterinspiegel im Blut begründet. In der medizinischen Fachwelt gehen die Meinungen über diesen Punkt allerdings auch heute noch weit auseinander.
Des weiteren sollte der tägliche Salzverbrauch um die Hälfte verringert werden, denn Salz fördert die Entstehung von Bluthochdruck.

## Welche Nahrungsmittel enthalten am meisten Ballaststoffe?

Wovon soll man aber nun mehr essen, wenn man die Ballaststoffzufuhr mit der täglichen Nahrung erhöhen will?
In Abb. 42 auf Seite 105 wird der Ballaststoffgehalt der Lebensmittel, mit denen wir unsere Ernährung bestreiten, in Gewichtsprozenten aufge-

schlüsselt. Von ihrem Ballaststoffanteil her gesehen ergibt sich für die einzelnen Nahrungsbestandteile folgende aufsteigende Reihenfolge:

*Obst und Blattgemüse* – wie z. B. Kopfsalat, Kohlarten und Sellerie
*Wurzelgemüse* – einschließlich der Knollengewächse wie Kartoffeln, Karotten, Pastinak, weiße Rüben
*Hülsenfrüchte* – wie Erbsen, Bohnen und Linsen; Nüsse und Trockenobst
*Vollgetreide* – Weizen, Reis, Mais, Gerste, Roggen, Hirse
*Weizenkleie*

Versuchen Sie, vor allem den Anteil der drei letzten Gruppen an Ihrer täglichen Nahrung zu erhöhen.
Am besten läßt sich der Verzehr ballaststoffreicher Nahrungsmittel dadurch vermehren, daß man mehr Brot ißt, wobei natürlich darauf zu achten ist, daß Weißbrot durch Vollkorn- oder Knäckebrot ersetzt wird. Zur Herstellung von Vollkorn- und Knäckebrot wird Mehl verwendet, in dem die Bestandteile des Getreidekorns so weit wie möglich vollständig enthalten sind. Vollkornbrot enthält dreimal so viel Ballaststoffe wie Weißbrot, aber seine positive Wirkung auf Darminhalt und Darmverhalten übertrifft die des Weißbrots um ein Vielfaches: bei gleichem Gewicht ist seine Wirkung bei der Behandlung von Verstopfung und ihren Folgen achtmal größer als die des Weißbrots (s. Abb. 40).

In Vollkornmehl sind die Bestandteile des Getreidekorns nach Entfernung der äußeren Samenhülle zu 100% enthalten. Bei Weißmehl sind es nur noch knapp 70%; die restlichen 30%, also der größte Teil des Ballaststoffgehalts sowie ein beträchtlicher Anteil der Vitamine und Mineralstoffe, gehen beim Mahlverfahren verloren. In vielen Ländern ist das nachträgliche Zusetzen verlorengegangener Vitamine und Mineralstoffe (nicht aber der Ballaststoffe) gesetzlich vorgeschrieben. Weißmehl besteht hauptsächlich aus Stärke, die zwar keine Rohfasern enthält, aber doch einen brauchbaren Anteil aus Ballaststoffen, wenn auch nicht entfernt in der gleichen Menge wie Vollkornmehl.

Beim Brotkauf sollten Sie auf „Vollkorn" und auf Angaben zum Ballaststoffgehalt achten.

Die zum Backen der meisten etwas dunkleren Brotsorten verwendeten Mehle sind zwar nicht ganz so stark verfeinert wie Weißmehl, aber dennoch wurden ihnen die Faserstoffe zum großen Teil entzogen. Ist ein Brot auf dem Etikett als „Weizenschrotbrot" gekennzeichnet, wird sich sein Ballaststoffgehalt etwa zwischen den Werten von Vollkorn- und Weißbrot bewegen. Beim Kauf von Roggenbrot ist unbedingt darauf zu achten, daß es nicht aus verfeinertem Roggenmehl gebacken wurde. Oft wird sogenanntes Roggenbrot lediglich unter Zugabe von einigen Roggenkörnern aus verfeinertem Roggenmehl hergestellt. Ich bin mir sehr wohl der Schwierigkeiten bewußt, die sich dem Verbraucher in den Weg stellen, bevor er sicher sein kann, tatsächlich echtes Vollkornbrot nach Hause zu tragen. Vielleicht kann hier nur Druck von Verbraucherverbän-

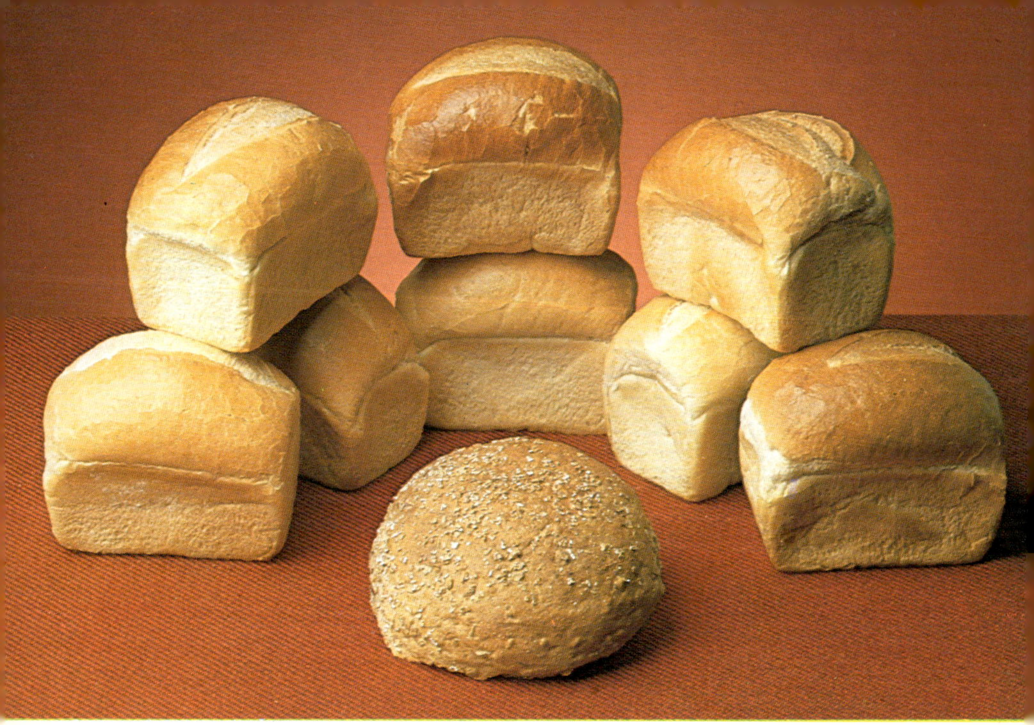

Abb. 40 Acht Weißbrote haben auf die Stuhlmenge den gleichen Effekt wie ein Vollkornbrot.

den dazu führen, daß der Fasergehalt des verwendeten Mehles sichtbar auf der äußeren Verpackung des Brotes angegeben wird.
Unsere Vorfahren aßen im Schnitt pro Person über 600 g Brot am Tag, das aus wenig verfeinertem Mehl gebacken war. Zur Zeit beläuft sich der Brotkonsum in den westlichen Industrieländern auf etwa 120 g Weißbrot am Tag. 120 bis 240 g Vollkornbrot am Tag würden bereits ausreichen, um den zur Überwindung von Darmträgheit erforderlichen Faserbedarf zu decken. Natürlich müßte man außerdem noch auf andere Ballaststoffquellen zurückgreifen.

## Die Bedeutung der Weizenkleie

Der tägliche Ballaststoffbedarf kann auch durch den Verzehr von ballaststoffreichen Frühstücksgetreideprodukten, d. h. Frühstücksflocken und Müslis, gedeckt werden. Der Handel hält hier ein breites Angebot bereit. Alle Produkte, auf deren Packung das Wort Kleie (oder auch das englische Wort „bran“) zu lesen ist, aber natürlich auch andere, sind gute Ballaststofflieferanten. Das Getreideprodukt mit dem größten Ballaststoffgehalt ist Weizenkleie; es handelt sich hierbei um die äußeren Schichten des Weizenkorns, die bei der Vermahlung des Getreides zu Weißmehl ausgesondert werden (s. Abb. 13). Man sollte darauf achten, daß man die Weizenkleie in Form möglichst grober Flocken bekommt, sie ist wirksamer als feine Kleie. Zwei gehäufte Dessert- bzw. kleine Suppenlöffel voll entsprechen etwa 15 g Kleie mit 7 g Ballaststoffen. Bei den meisten Menschen wäre diese Menge schon mehr als ausreichend, um ihr Darmverhalten in geradezu revolutionärer Weise zu verändern.

**Obst und Gemüse**

Getreideprodukte und in geringerem Maße auch Erbsen, Bohnen und Nüsse enthalten mehr Ballaststoffe als Obst und Blattgemüse, die zum größten Teil aus Wasser bestehen. Darüber hinaus ist ihr Anteil an einem bestimmten Faserbestandteil, den Pentosen, viel höher. Es sind im wesentlichen diese Pentosen, die zur Volumenvergrößerung und zur weicheren Konsistenz des Stuhls führen. Getreideprodukte enthalten nicht nur mehr Ballaststoffe als grüne Gemüsepflanzen wie etwa Kopfsalat, sondern auch viel mehr Pentosen. Damit leisten sie einen viel größeren Beitrag zur Erhöhung des Stuhlgewichts. Nach den Getreideprodukten sind die Hülsenfrüchte, also Erbsen, Bohnen und Linsen die zweitbesten Ballaststofflieferanten. 280 g tiefgefrorene Erbsen enthalten etwa 30 g Ballaststoffe, die gleiche Menge weiße Bohnen aus der Konservendose sogar noch ein wenig mehr.
Auch Wurzelgemüse einschließlich der Knollengewächse wie etwa Karotten und Kartoffeln enthalten Ballaststoffe in ausreichender Menge. Allerdings muß man eben von ihnen schon größere Mengen zu sich nehmen. Wie Tab. 1 zu entnehmen ist, enthalten in der Schale gebackene Kartoffeln mehr Ballaststoffe als Pellkartoffeln. Ungeachtet der Tatsache, daß bei diesen und anderen Gemüsen die Vitamine beim Kochvorgang zum Teil verloren gehen, sind wir doch seit Generationen daran gewöhnt, uns im wesentlichen von Gekochtem zu ernähren.
Bei Kartoffeln ist eigentlich nur daran zu denken, sie möglichst nicht als Bratkartoffeln auf den Tisch zu bringen, da das bei ihrer Zubereitung verwendete Fett den Kaloriengehalt verdoppelt. Wie bereits erwähnt, machen Kartoffeln eben nur dann dick, wenn sie mit Fett zubereitet oder unter Beigabe von Butter oder Rahm gegessen werden. In der Tat haben Kartoffeln nur wenig mehr Kalorien als Äpfel und sogar weniger als Birnen. Vielfach wird allerdings bei einer Mahlzeit von Kartoffeln einfach mehr gegessen. So unwahrscheinlich es auch klingen mag, aber von irischen Landarbeitern des 19. Jahrhunderts wird berichtet, daß sie sich nur von rund einem halben Liter Milch und 10 Pfund Kartoffeln pro Tag ernährten. Eine derartige Nahrungszusammenstellung kann man sicher nicht gerade als ideale Kost bezeichnen, aber offensichtlich konnten jene Landarbeiter mit einer solchen Ernährung auskommen. In frischem Obst und Gemüse sind zwar Ballaststoffe enthalten, aber sie bestehen doch zum größten Teil aus Wasser. Von Salat etwa könnte man gar nicht so viel essen, als daß man damit allein schon die für das reibungslose Funktionieren unseres Darmes erforderliche Menge an Ballaststoffen verzehrt hätte (s. Abb. 42). Es ist in letzter Zeit sehr in Mode gekommen, vermehrt Salate, vorwiegend auf der Basis von Kopfsalat, zusammen mit einer reichlichen Menge sehr fetter Dressings zu essen. Aber wie Prof. PETER

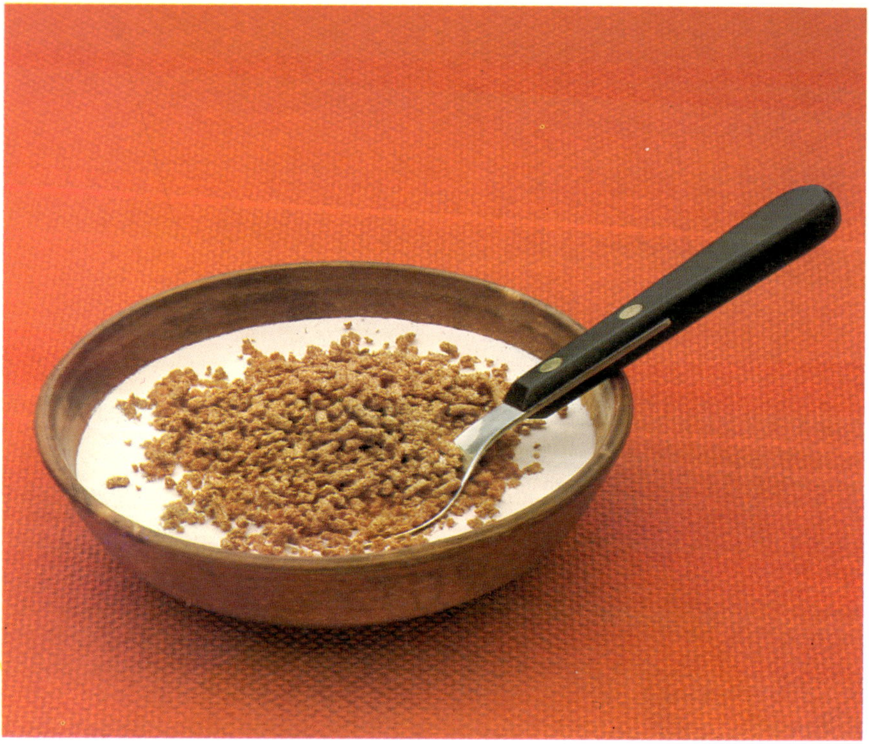

Abb. 41 Ein gehäufter Teelöffel Frühstücksflocken pro Tag genügt, um Verstopfung wirksam zu bekämpfen.

VAN SOEST, einer der größten nordamerikanischen Fachleute auf dem Gebiet der Ballaststofforschung, meint, ist „Salat eigentlich nicht viel mehr als verpacktes Wasser“. Wie aus der Tabelle hervorgeht, hat Spinat im Gegensatz dazu einen relativ hohen Fasergehalt.

## Die Umpolung der Ernährung

Die Verringerung des Verzehrs fetthaltiger Speisen, insbesondere von Fett tierischen Ursprungs, erfordert eine Einschränkung des Fleischkonsums, vor allem von rotem Fleisch wie vom Rind, Lamm oder Schwein. Bei diesen Tieren wird in der Züchtung direkt darauf abgezielt, den Fettgehalt des Fleisches zu erhöhen. Versuchen Sie, statt des fetten Fleisches mehr mageres Fleisch zu essen. Weißes Fleisch, also Fisch und

Abb. 42 Ballaststoffanteile und die für eine Verdoppelung des Stuhlgewichts ▶ erforderliche Menge.

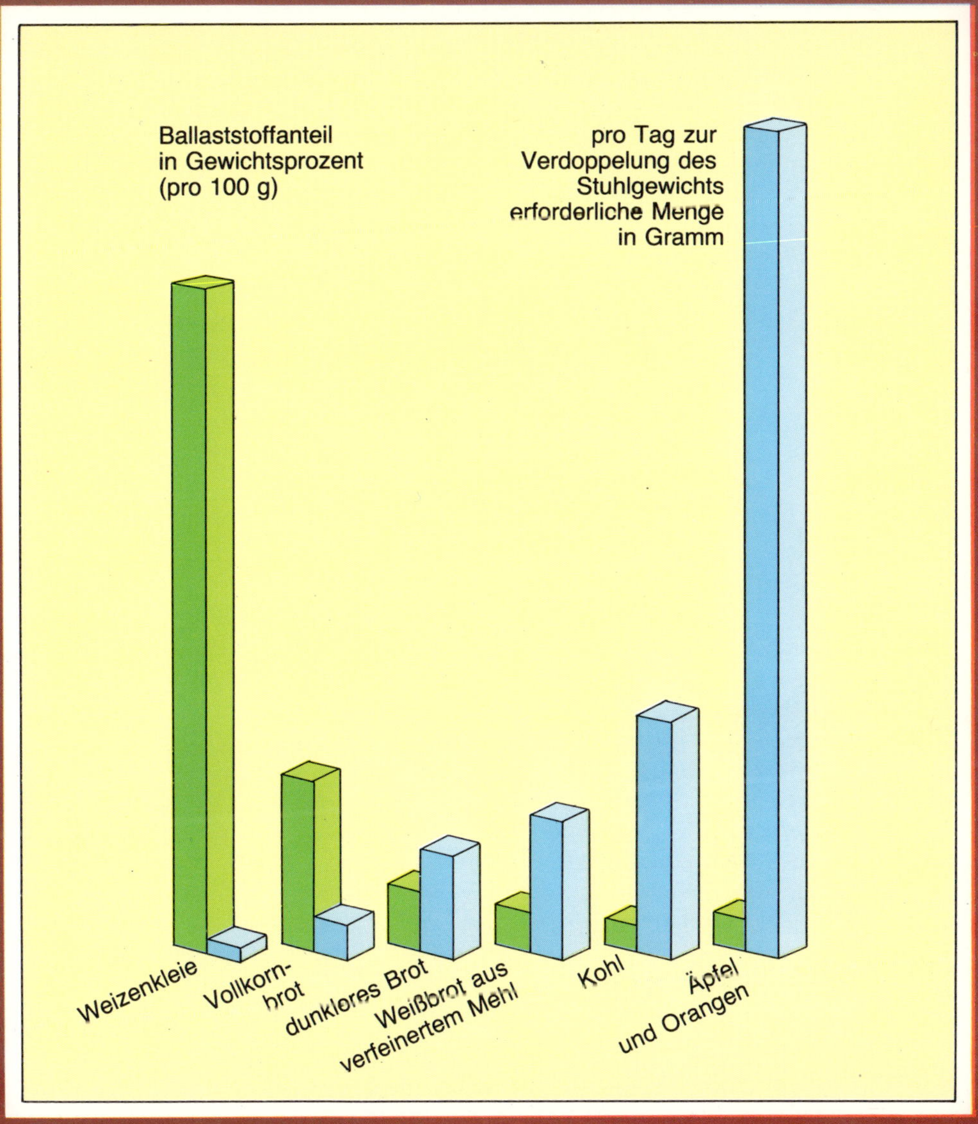

Ballaststoffanteil
in Gewichtsprozent
(pro 100 g)
pro Tag zur
Verdoppelung des
Stuhlgewichts
erforderliche Menge
in Gramm
Weizenkleie
Vollkorn-
brot
dunkleres Brot
Weißbrot aus
verfeinertem Mehl
Kohl
Äpfel
und Orangen


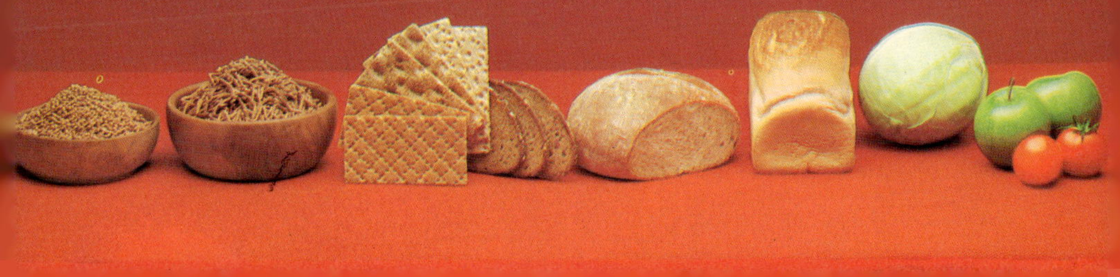

Geflügel, hat einen geringeren Fettgehalt, außer Enten und Gänsen, deren Fleisch ziemlich fett ist.
Daneben ist der Verbrauch von verfeinerten, kohlenhydratreichen Nahrungsmitteln zu senken; Zucker steht hierbei an erster Stelle. Unser augenblicklicher Pro-Kopf-Verbrauch von rund 50 kg im Jahr muß um mindestens die Hälfte gesenkt werden. Die Abb. 36 veranschaulicht in beeindruckender Weise die Auswirkungen des Verzehrs von Zucker. Daraus ergibt sich: weniger gezuckerte Getränke, weniger Cola- bzw. andere Erfrischungsgetränke, denn sie alle bestehen zu 10% ihres Gewichts aus Zucker! Speisen, die hauptsächlich aus Zucker und Weißmehl bestehen, sollten nur ganz vereinzelt im Speisefahrplan vorkommen; ein totales Verbot ließe sich sicher nur schwer oder gar nicht in die Tat umsetzen. Man sollte jedoch immer daran denken, daß Kuchen, Kekse, Marmeladen, süße Brotaufstriche, feines Gebäck sowie gekaufte und selbst gemachte Nachspeisen alle sehr viel Zucker enthalten, oft auch Fett und fast gar keine Ballaststoffe.

## Praktische Ratschläge – was erlaubt ist und was man meiden sollte

- Essen Sie dunkles Brot, am besten Vollkornbrot, kein Weißbrot! Nehmen Sie weniger Belag, essen Sie lieber eine Scheibe Brot mehr!
- Verwenden Sie Vollkornmehl (oder etwas halbwegs Ähnliches) statt Weißmehl für Ihr hausgebackenes Brot, Ihren Kuchen und Ihr Gebäck!
- Achten Sie z. B. beim Kauf von Spaghetti oder Makkaroni auf Vollgetreidenudeln (s. Abb. 43) und halten Sie sich an Vollkorn- oder Knäckebrot sowie an unpolierten, dunklen Reis (er hat eine längere Garzeit – etwa eine Dreiviertelstunde)!
- Es gibt Kekse aus Vollkornmehl zu kaufen!
- Geben Sie faserreichen Müsli- und Frühstücksflockenmischungen den Vorzug – bei vielen Produkten steht der Begriff „Kleie“ deutlich sichtbar auf der Packung, gelegentlich auch die entsprechende englische Bezeichnung „bran“!
- Kochen oder backen Sie Kartoffeln in der Schale!
- Essen Sie Nüsse und Trockenobst! Verwenden Sie Linsen, Bohnen und Erbsen!
- Essen Sie Fleisch nicht mehr als einmal am Tag und dann auch nur eine kleine Portion! 120 g sind für einen Erwachsenen völlig ausreichend.
- Entfernen Sie sichtbares Fett vom Fleisch! Hähnchen- und Putenfleisch sind besonders magere Fleischsorten.
- Weiße Fischsorten sind magerer als andere Fischarten wie z. B. Makrele, Lachs oder Sardinen und haben auch weniger Kalorien!
- Gehen Sie sparsam mit Butter um! Nehmen Sie für Puddings nicht so viel Sahne und schränken Sie den Verbrauch von Zucker soweit als möglich ein!

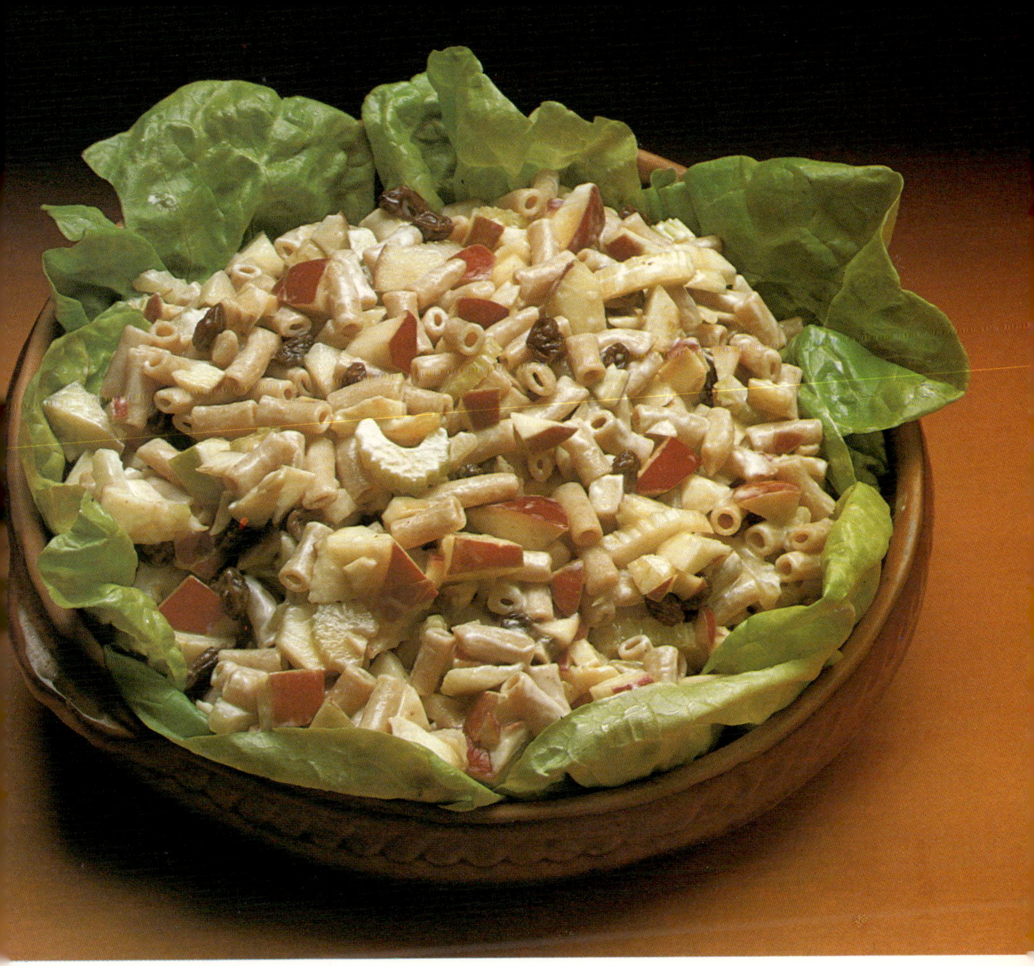

Abb. 43 Dieser appetitanregende Salat wurde unter Verwendung ballaststoffreicher Nudeln aus unverfeinertem Mehl zubereitet.

- Grillen ist besser als Braten; verwenden Sie Pfannen mit Spezialausrüstung für fettarmes Braten!
- Brauner Zucker ist vom ernährungswissenschaftlichen Standpunkt her betrachtet nur geringfügig wertvoller als weißer Zucker; Zucker hat nur „leere“ Kalorien, d. h. er liefert nur Energie und sonst nichts.
- Essen Sie soweit wie möglich nur frisches Obst; Obstkonserven enthalten meist viel Zucker!
- Trinken Sie gesüßte Getränke nur selten, sie enthalten viel Zucker!
- Verwenden Sie weniger Salz beim Kochen, und salzen Sie nur selten bei Tisch nach! Geräucherter Fisch und jede Art von Rauchfleisch enthalten viel Salz. (Zu diesen Empfehlungen siehe auch die Abb. 44 und 45 sowie Tab. 1.)

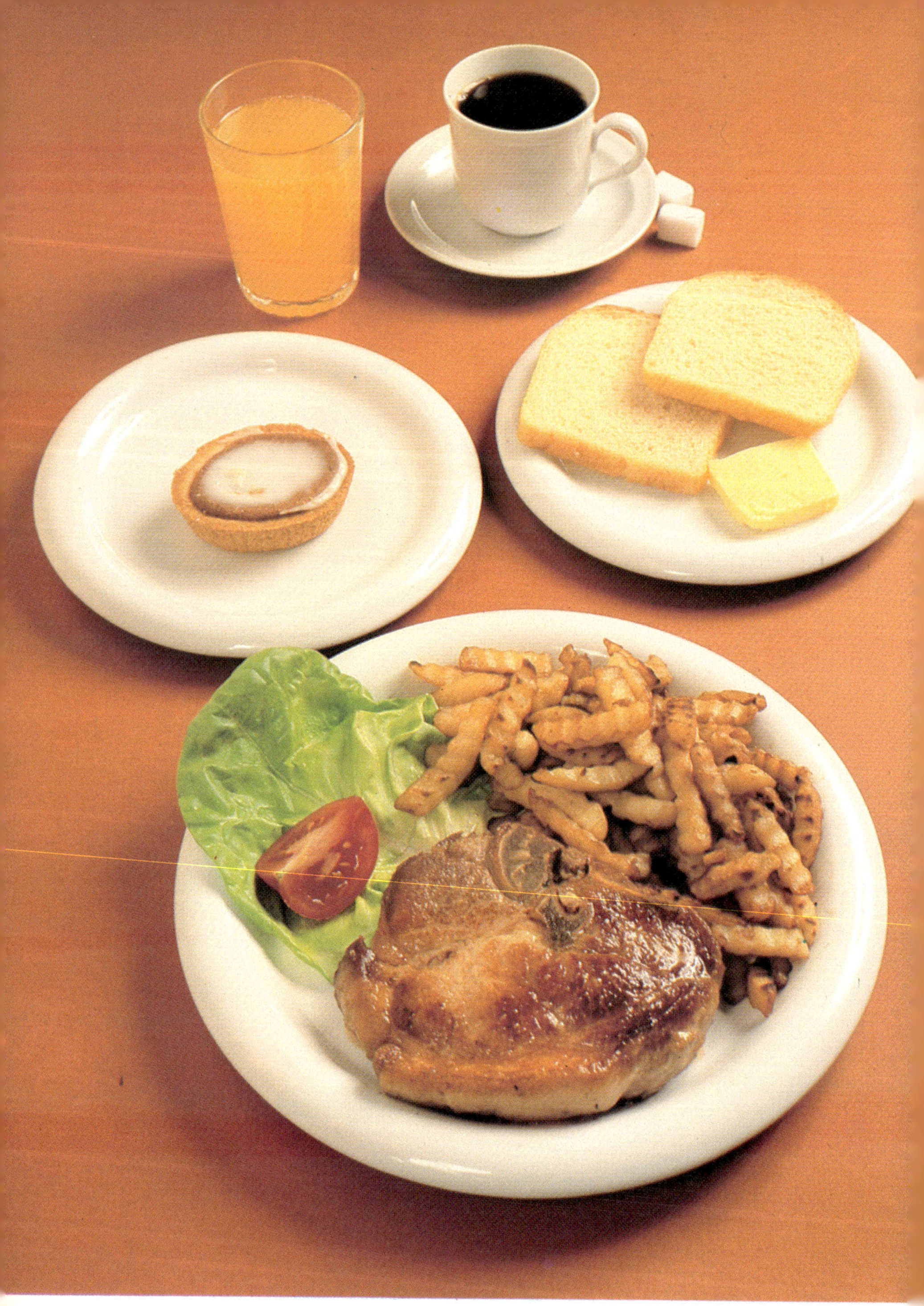

Abb. 44 Diese Mahlzeit enthält einen minimalen Ballaststoffanteil bei zuviel Fett und Zucker.

Abb. 45 Die hier abgebildeten Nahrungsbestandteile zeichnen sich großenteils ▶ durch einen hohen Ballaststoffgehalt bei gleichzeitig geringem Fettanteil aus; auf die Zugabe von Zucker wurde verzichtet.

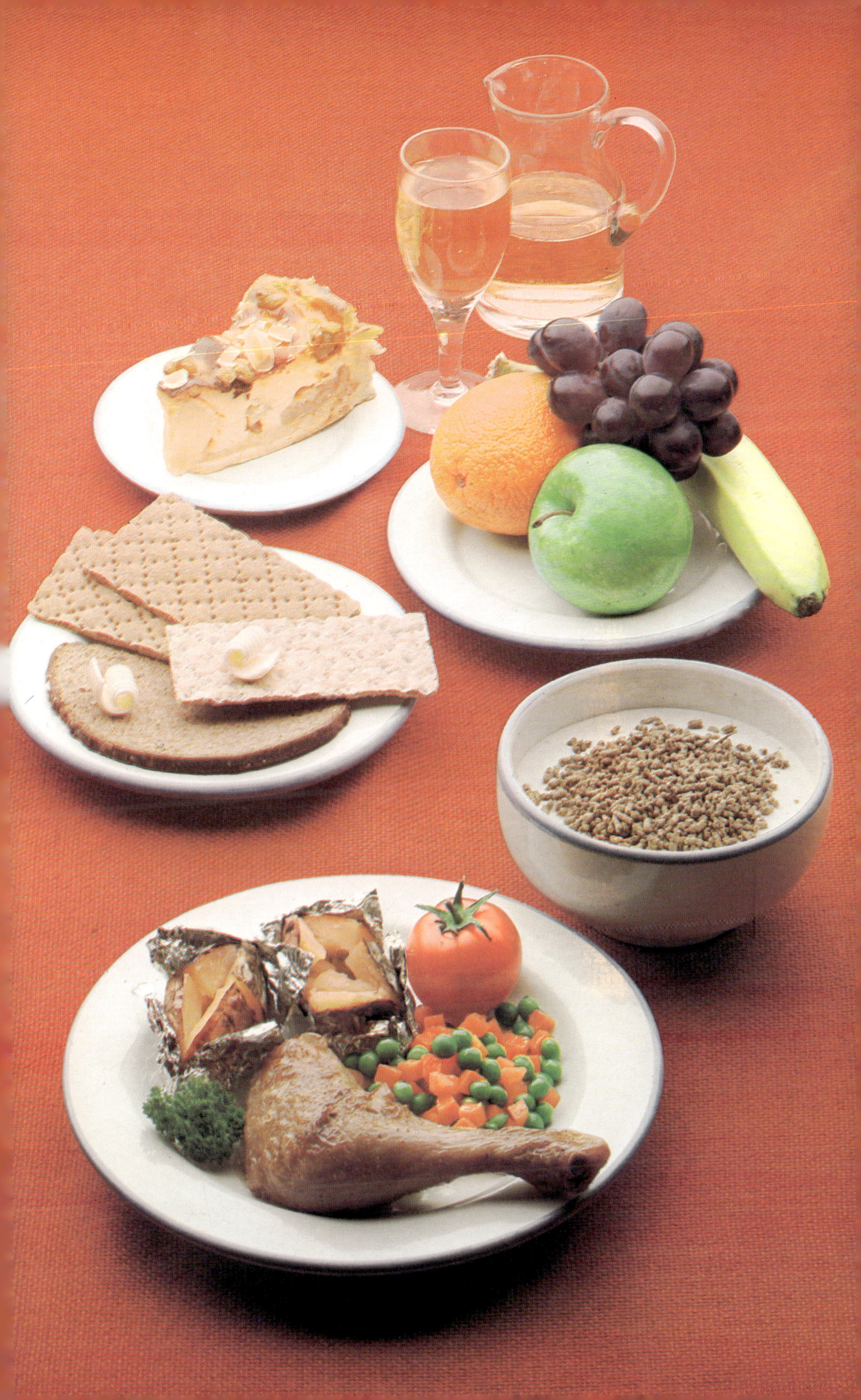

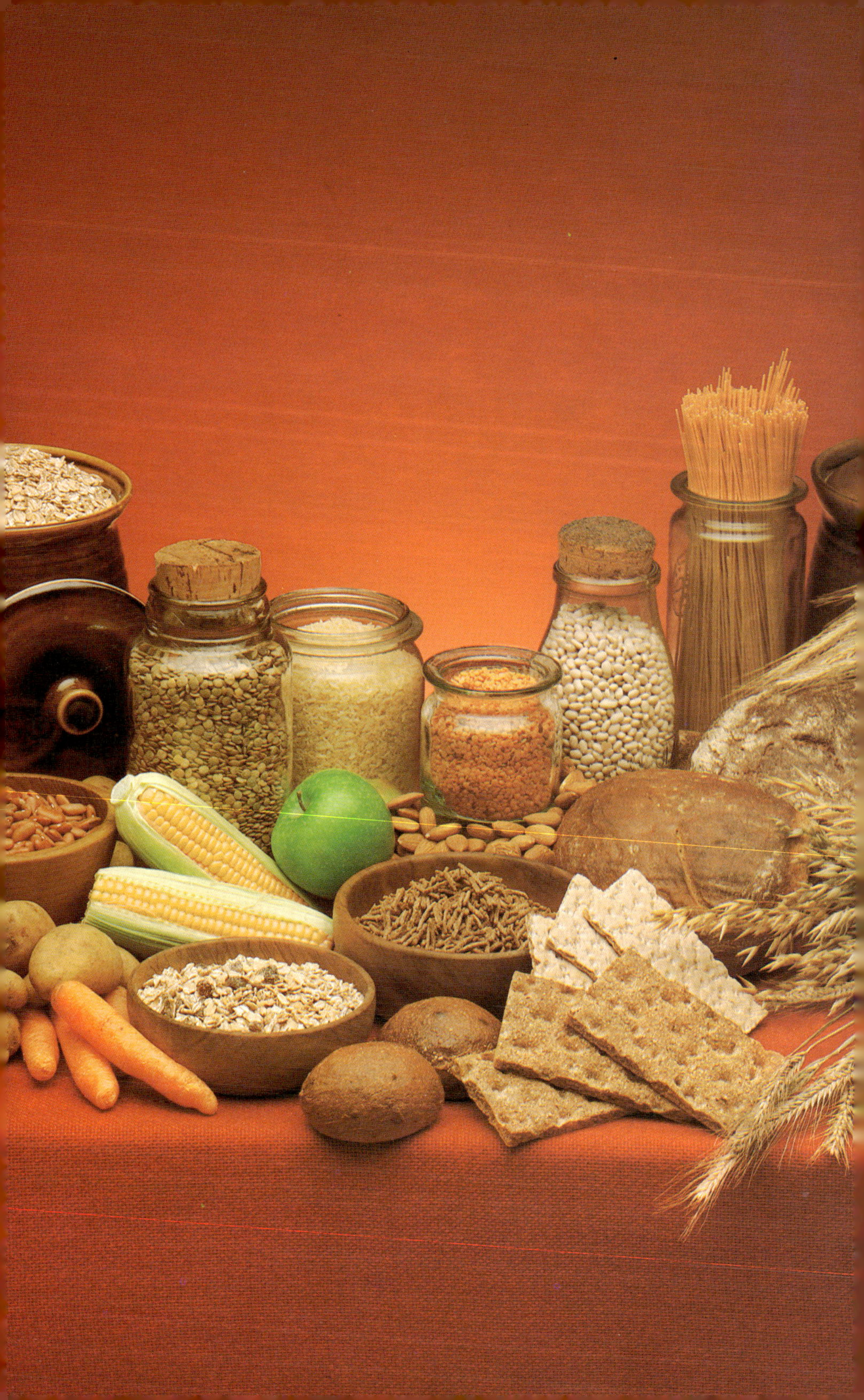

Tabelle 1 Ballaststoffgehalt verschiedener Nahrungsmittel in Gewichtsprozent (pro 100 g)

**Getreideprodukte**

| | |
|---|---|
| Weizenkleie (Mühlenkleie) | 44,0 |
| Vollkornmehl (100% naturbelassen) | 9,6 |
| Braunmehl (zu 85% verfeinert) | 7,5 |
| Weißmehl (zu 72% verfeinert) | 3,0 |
| Sojamehl (niedriger Fettgehalt) | 14,3 |
| Mais (Konserve) | 5,7 |
| Maiskolben, gekocht | 4,7 |
| Reis, weiß, geschält, gekocht | 0,8 |
| braun, ungeschält, gekocht | 5,5 |

**Brot**

| | |
|---|---|
| Vollkornbrot | 8,5 |
| dunkles Brot | 5,1 |
| Wasa Knäckebrot | 9,0 |
| Weißbrot | 2,7 |

**Frühstücksflocken und Müslis**

| | |
|---|---|
| All Bran | 26,7 |
| Kellogg's Bran Buds | 33,0 |
| Cornflakes | 11,0 |
| Müsli | 7,4 |
| Kellogg's Kleie-Müsli | 17,0 |
| Special K | 5,5 |
| Rice Krispies | 4,5 |
| Porridge (Hafergrütze) | 8,0 |

**Nüsse**

| | |
|---|---|
| Mandeln | 14,3 |
| Kokosnuß, frisch | 13,6 |
| Paranüsse | 9,0 |
| Erdnüsse | 8,1 |
| Haselnüsse | 6,1 |

**Blattgemüse**

| | |
|---|---|
| Spinat, gekocht | 6,3 |
| Broccoli, gekocht | 2,9 |
| Rosenkohl, gekocht | 2,9 |
| Kohl, gekocht | 1,8 |
| Blumenkohl, gekocht | 1,8 |
| Sellerie, roh | 1,8 |
| Kopfsalat | 1,5 |

**Wurzelgemüse**

| | |
|---|---|
| Meerrettich, roh | 8,3 |
| Karotten, gekocht | 3,0 |
| roh | 2,9 |
| Rote Bete, gekocht | 2,5 |
| Kartoffeln, in der Schale gebacken (nur Inneres) | 2,5 |
| gekocht (neu) | 2,0 |

**Hülsenfrüchte**

| | |
|---|---|
| Erbsen, tiefgefroren, gekocht | 12,0 |
| weiße Bohnen (ganz), gekocht | 7,4 |
| mit Tomatensauce, Konserve | 7,3 |
| Erbsen, Konserve | 6,3 |
| frisch, gekocht | 5,2 |
| Dicke Bohnen, gekocht | 5,1 |
| Linsen, geschält, gekocht | 3,7 |
| Stangenbohnen, gekocht | 3,4 |

**Obst**

| | |
|---|---|
| Datteln, getrocknet | 8,7 |
| Brombeeren | 7,3 |
| Rosinen | 6,8 |
| Preiselbeeren | 4,2 |
| Bananen | 3,4 |
| Eßbirnen, roh | 3,3 |
| Erdbeeren | 2,2 |
| Eßpflaumen, roh | 2,1 |
| Äpfel | 2,0 |
| Orangen | 2,0 |
| Tomaten, roh | 1,5 |
| Ananas, frisch | 1,2 |
| Grapefruit | 0,6 |

## Wissenswertes über Kleie

Natürliche Kleie hat sich als besonders nützliches Hilfsmittel bei der Behandlung von Verstopfung erwiesen; auch in bestimmten Zubereitungsformen ist Kleie in beliebten Frühstücksmahlzeiten ein sinnvoller Zusatz. Man bekommt natürliche Kleie und Kleieerzeugnisse in Reformhäusern oder ähnlichen Geschäften, aber auch in vielen Supermärkten. Man streut sie einfach über Kompotte oder Suppen oder mischt sie in den Teig für das selbstgebackene Brot. Hierbei rechnet man 30 bis 60 g Kleie auf 500 g Mehl.

Begnügen Sie sich zunächst mit einem Teelöffel Kleie pro Tag und steigern Sie Ihre tägliche Ration nach einer Woche auf einen gehäuften Teelöffel. Erhöhen Sie die Dosis allmählich, bis Sie mindestens einmal am Tag weichen Stuhlgang haben und behalten Sie diese Dosis bei. Unter Umständen haben Sie während einiger Wochen bei der Gewöhnung an Kleie Schwierigkeiten mit Blähungen, aber das gibt sich nach einiger Zeit. Man bekommt auch Kleietabletten und andere hochkonzentrierte Faserprodukte. Sie sind sehr nützlich für Urlaub und Reise, wenn man vielleicht auf seine ballaststoffreiche Ernährung zu verzichten gezwungen ist; immer weniger Menschen möchten heute ihre tägliche Kleieration missen.

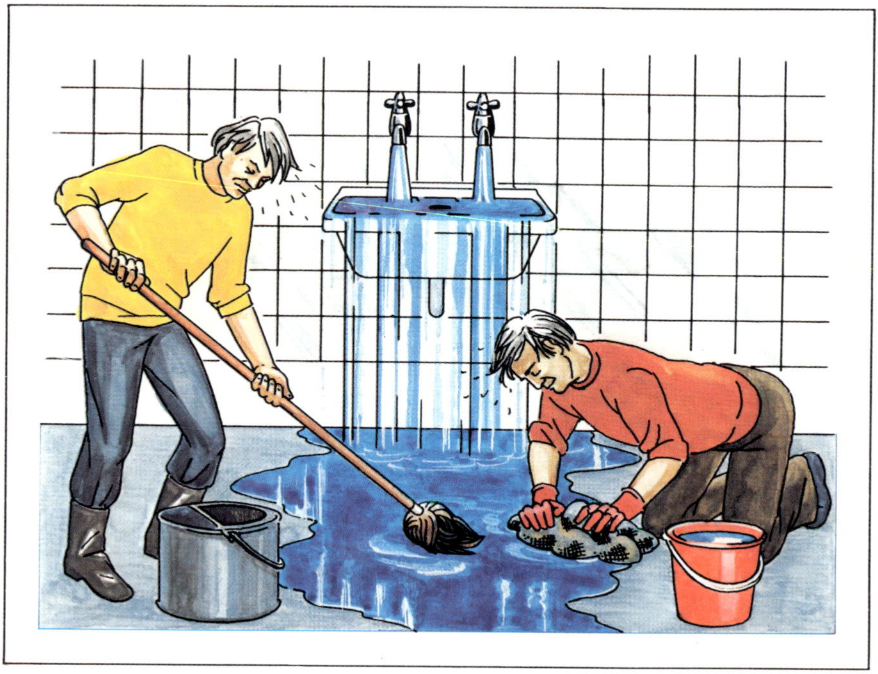

Abb. 46 Bis in alle Ewigkeit werden diese beiden Männer vergeblich versuchen, den Boden trocken zu wischen, wenn sie nicht auf die Idee kommen, die Wasserhähne zuzudrehen.

# 13 . . . nicht vom Brot allein

Vorbeugen ist besser als Heilen – das ist uns allen bekannt. Doch es ist nicht einfach, weil dazu die innere Einstellung des einzelnen geändert und seine Gewohnheiten durchbrochen werden müssen.

In der modernen Medizin konzentriert man sich mehr auf Heilen als auf Vorbeugen. Es ist, als hätte man am Fuße eines Felsabbruchs einen Rettungswagen stationiert, um die dort Herabstürzenden zu versorgen. Der gut funktionierende Rettungsdienst bringt die Männer und Frauen in eine große Klinik, wo modernste Gerätschaften und ein hochqualifiziertes Ärzteteam die Versorgung der Verletzten übernehmen. Sie erfüllen damit eine wichtige und notwendige Aufgabe – aber wieviel sinnvoller wäre es doch, oben auf dem Felsen vor dem Abgrund eine Absperrung zu errichten, um so direkt etwas gegen das Abstürzen der Menschen zu unternehmen! Aufhören mit dem Rauchen, Mäßigung im Alkoholkonsum, Anlegen der Sicherheitsgurte beim Autofahren und eine gesundheitsbewußte Ernährung sind alles gute Beispiele für die Sicherheitszäune, mit deren Hilfe wir uns vor den vor uns liegenden Abgründen bewahren und uns gegen eine Vielzahl vermeidbarer Krankheiten schützen können.

Noch beredter ist das Bild von dem überlaufenden Wasserbecken, das zu klein ist, um die aus dem vollaufgedrehten Hahn schießende Wassermenge zu halten. Zwei Männer bemühen sich ohne Unterlaß, das überlaufende Wasser aufzuwischen, ist es doch Ziel und Aufgabe ihres Lebens, den Boden trocken zu halten (s. Abb. 46). Keiner von beiden kommt dabei auf den Gedanken, daß das Zudrehen des Wasserhahns ihre Aufgabe enorm erleichtern würde. In diesem Vergleich stellt das überlaufende Wasser eine Krankheitsursache dar und die Überschwemmung auf dem Fußboden die Krankheitsfälle, die die Krankenhausbetten und Operationssäle bevölkern.

Der Medizinstudent wird heute während seiner Ausbildung in die Standardmethode des Aufwischens eingeweiht, aber nur in sehr begrenztem Umfang wird ihm beigebracht, wie er aufgedrehte Wasserhähne finden und sie abdrehen bzw. wie er die Ursachen von Krankheiten entdecken und sie ausschalten könnte, und die Industrie produziert die besten Schrubber und Wischlappen, die man sich überhaupt nur vorstellen kann, d. h. also Medikamente, chirurgische Hilfsmittel und labortechnische Geräte. Alle diese Dinge muß man zu schätzen wissen, darf darüber aber nicht aus den Augen verlieren, daß es eigentlich gilt, die wahren Ursachen von Krankheiten zu entdecken und sie samt der Wurzel auszurotten.

Dennoch – es wird immer Wasser auf dem Boden stehen, d. h. es wird immer Krankheit auf der Welt geben, die nach Kräften bekämpft werden muß. Aber wieviel besser wäre es doch, den Hahn zuzudrehen, statt den Boden aufzuwischen, und so das Übel an der Wurzel zu packen!

Gegen die in diesem Buch vorgelegten Ansichten ließe sich nun einwenden, es sei einfach der Beweis noch nicht erbracht, daß es tatsächlich richtig wäre, den einen Hahn, d. h. den des Verzehrs schlackenarmer Kost zuzudrehen. Aber – um noch einmal ein anderes Beispiel heranzuziehen – jeder würde doch einem Ertrinkenden den nächstbesten verfügbaren Rettungsring zuwerfen und nicht erst lange darüber nachdenken, ob Größe, Form und spezifisches Gewicht richtig sind, während der Unglückliche ertrinkt! Genauere Untersuchungen kann man später nachholen, um bessere Voraussetzungen für spätere Fälle zu schaffen. Hinsichtlich unserer Ernährung muß noch vieles genauer untersucht werden, aber bereits zum jetzigen Zeitpunkt verfügen wir doch über Kenntnisse, die die Feststellung erlauben, daß sich die Menschen in den Ländern der Dritten Welt selbst großen Schaden zufügen würden, wenn sie der Ernährungsform der Industrie- und Wohlstandsländer nacheifern wollten.

## Über eine rein biologische Betrachtungsweise hinaus

Nun kann man wohl einwenden – und ich stimme voll damit überein –, daß das Wohlbefinden der Menschen nur zum Teil von der Erfüllung ihrer rein biologischen Bedürfnisse abhängt. Wäre der Mensch nur eine chemische Anlage oder ein Lebewesen niederer Rangordnung mit rein biologischen Funktionen, würde die Befriedigung körperlicher Bedürfnisse allein schon Genugtuung und Erfüllung bedeuten. Aber wie wir alle wissen, ist dies nicht der Fall. Ich habe mir in diesem Buch zur Aufgabe gemacht darzustellen, daß wir uns im Hinblick auf unsere Ernährung bislang nur auf den Inhalt der Pflanzenzellen, also die im Innern der Zellen enthaltenen Nährstoffe konzentriert und dabei die Verpackung, also die Zellwandbestandteile als den unverdaulichen Faseranteil vernachlässigt haben. Wie leicht vergißt man im Umgang mit Patienten über der Beschäftigung mit ihrer äußeren Hülle, d. h. ihrem Körper im biologischen Sinne, das Innere, d. h. den Menschen als Persönlichkeit! Lord TENNYSON äußerte einmal: „Ich bin nicht mein Skelett, und folglich ist es mir ziemlich gleichgültig, wo es herkommt!" 5000 Jahre vor ihm wurde im Fünften Buch Mose, Kap. 8, Vers 3 festgehalten: „. . ., daß der Mensch nicht lebt vom Brot allein . . .", wobei Brot hier nicht nur Nahrung, eine Grundvoraussetzung des Lebens im Sinne dieses Buches bedeutete, sondern stellvertretend für alle biologischen Grundbedürfnisse unserer menschlichen Existenz herausgegriffen worden war. „. . ., sondern von allem, was aus dem Mund des HERRN geht", wird der Gedanke in der Bibel zu Ende geführt und macht damit deutlich, daß der Mensch mehr ist als ein Lebewesen von schlicht biologischer Bedeutung.
Seit einigen Jahren wird der Bedeutung der grundlegenden, gegenseitigen Abhängigkeit von Körper und Geist für die Aufrechterhaltung der Gesundheit zunehmende Aufmerksamkeit gewidmet. Die alten Griechen bezeichneten mit dem Wort „soma" den Körper und mit „psyche" die Seele des Menschen, und so beschreibt heute der Begriff der psychosomatischen Erkrankung Zustände, die einerseits auf rein körperlich bedingte

Veränderungen zurückzuführen sind, bei denen aber andererseits auch solche Faktoren wie Angst, Unsicherheit oder gespannte zwischenmenschliche Beziehungen eine Rolle spielen. Viele Mediziner erweitern diesen Begriff noch um die Wesensart des Menschen, von den Griechen als „pneuma" bezeichnet, mit anderen Worten also um die Persönlichkeit oder die Seelenkraft des Menschen, jene zusätzliche Dimension durch die sich der Mensch von allen anderen Lebewesen unterscheidet.

In einem Buch über den Zusammenhang zwischen Ernährung und Gesundheit müssen selbstverständlich vor allem die biologischen oder körperlichen Erkrankungen im Vordergrund stehen, andere Aspekte des Wohlbefindens können höchstens am Rande gestreift werden. Mir liegt sehr viel an der Betonung der Tatsache, daß der Mensch eine Einheit aus Körper, Seele und Geist ist, wobei die Reihenfolge, wollte man es mit TENNYSON halten oder im Sinne des Gebets des Heiligen Paulus für seine thessalonikischen Freunde verfahren, umzukehren wäre; im 1. Brief des Paulus an die Thessaloniker heißt es nämlich in Kap. 5, Vers 23: . . . daß ihr „Geist samt Seele und Leib müsse bewahrt werden".

Die Grundvoraussetzung für ein gesundes Leben ist Ganzheit, also die Einheit aller Ausdrucksformen menschlichen Lebens, einschließlich der zwischenmenschlichen Beziehungen. Mittel und Wege für eine Verbesserung unserer Ernährung, und damit auch für die Gesundheit und die Erfüllung aller drei Dimensionen, die unser Menschsein ausmachen, sind uns in die Hand gegeben. Was die rein biologische Komponente unseres Lebens betrifft, verläßt man sich allzu gern auf die Wirkung von Arzneimitteln, anstatt zu versuchen, die jeweilige Krankheitsursache zu identifizieren und auszuschalten. Ich hoffe, dieses Buch kann einen positiven Beitrag zur Überwindung dieser Einstellung leisten.

# Nachtrag

Seit der Veröffentlichung dieses Buches bin ich wiederholt darauf angesprochen worden, wie denn ein vermehrter Ballaststoffverzehr am besten in die normale tägliche Ernährung einzubauen sei. Deswegen habe ich beschlossen, in einem Anhangskapitel weitere praktische Ratschläge zu geben, die meinen Lesern hoffentlich als nützlich erscheinen.
Ein Großteil der allgemeinen Verwirrung in Ernährungsfragen geht auf die ausschließlichen Anweisungen der Vertreter bestimmter Schulen zurück, deren Empfehlungen nur sehr schwer zu befolgen und infolgedessen für die wenigsten praktisch durchführbar sind. So heißt es ja wohl gelegentlich, daß jegliche Nahrung, in der Zucker oder Weißmehl enthalten ist, unter allen Umständen zu meiden sei. Aber wer könnte denn auf einer Hochzeitsfeier ein Stück aus dem Hochzeitskuchen ablehnen! Wichtig ist vielmehr, daß man lernt, zu normalen Zeiten vernünftig zu essen, so daß man eben bei besonderen Gelegenheiten entspannt und unbeschwert genießen kann.
Die Grundregeln des Essens, auf die ich im folgenden eingehen werde, stützen sich nicht allein auf die Ansichten eines einzelnen, sondern spiegeln gegenwärtig in Medizinerkreisen als allgemein anerkannt geltende Tatsachen wider. Ich möchte hier insbesondere bestimmte Grundgedanken, an denen man sich orientieren sollte, hervorheben und dazu beitragen, daß die Prioritäten richtig gesetzt werden. Immer und überall müssen sich die gewonnenen Vorteile mit den ihretwegen eingegangenen Risiken mindestens die Waage halten – und wenn die Vorteile die Risiken sogar weit überwiegen, befinden Sie sich sicher auf dem richtigen Weg.
Mir ist eigentlich bei Diätvorschlägen immer nur aufgefallen, daß sie sich hauptsächlich damit befassen, uns deutlich zu machen, was wir nicht essen dürfen, anstatt das jeweilige Ernährungsproblem von der anderen Seite her positiv mit konstruktiven Vorschlägen anzugehen. Verbote in der Form „Vermeiden Sie . . !" stehen meist im Vordergrund. Im Gegensatz dazu habe ich in diesem Buch immer versucht darzustellen, daß eine ballaststoffreiche, fettarme Ernährung gegen Krankheit schützt und zur gleichen Zeit von hohem Nährwert ist, gut sättigt und hervorragend schmeckt.
Unter den Begriff „ballaststoffreiche Nahrung" fallen, wie bereits dargestellt wurde, Vollkornbrot, Knäckebrot, Getreideprodukte, Erbsen, Bohnen, Linsen und die Wurzelgemüse wie Kartoffeln, weiße Rüben, Pastinak und Karotten. Im Grunde genommen sollten wir alle mehr von diesen Nahrungsmitteln essen und viel weniger Fett, insbesondere Fett tierischen Ursprungs zu uns nehmen. Das würde bedeuten, daß wir unseren Verbrauch von Fleisch einschränken, vor allem bei rotem Fleisch wie vom Rind, Lamm oder Schwein. Bei diesen Fleischsorten wird in der Zucht bewußt darauf abgezielt, einen höheren Fettgehalt im Fleisch zu erzeu-

gen. Halten Sie sich mehr an die mageren Fleischsorten! Weißes Fleisch wie von Fisch oder Geflügel enthält viel weniger Fett, Enten und Gänse allerdings haben einen hohen Fettgehalt.
Der Verbrauch von verfeinerten, stark kohlenhydrathaltigen Nahrungsmitteln, hierbei ist als erstes Zucker zu nennen, muß eingeschränkt werden, und zwar um mindestens die Hälfte unserer jetzigen Verbrauchsmenge. Die Abb. 35 zeigt uns deutlich, welche Auswirkungen die Verwendung von stark verfeinertem Zucker auf unsere Ernährungslage hat. Halten Sie sich also zurück bei gesüßten Speisen, und trinken Sie weniger Cola- und andere Erfrischungsgetränke, die alle zu 10 Gewichtsprozent aus Zucker bestehen. Kuchen, Kekse, Marmelade, süße Brotaufstriche und Gebäck sowie gekaufte und selbstgemachte Nachspeisen enthalten fast alle Zukker in hohen Mengen, oft auch Fett, aber fast überhaupt keine Ballaststoffe mehr. Sie sollten wirklich nur ganz besonderen Gelegenheiten vorbehalten bleiben.

## Frühstück

Die Mahlzeit, die sich am besten für eine hohe Ballaststoffzufuhr eignet, ist sicherlich das Frühstück, und zwar aus folgenden Gründen:
- Das Frühstück ist die am besten zu kontrollierende Mahlzeit, da es für gewöhnlich zu Hause eingenommen wird.
- Getreideprodukte zeichnen sich durch einen besonders hohen Fasergehalt aus, und das Frühstück ist für die Einnahme einer vorwiegend aus Getreideprodukten bestehenden Mahlzeit wie geschaffen.
- Der Ballaststoffgehalt der Ernährung läßt sich am besten durch Weizenkleie erhöhen; zwei Teelöffel voll Kleie am Morgen über die Frühstücksflocken gestreut erfüllen diesen Zweck. (Kleie bietet eine Vielzahl von Verwendungsmöglichkeiten, so z. B. zum Andicken von Suppen, Soßen oder Eintopfgerichten.)

Wenn ich Vollkorn- bzw. Getreideprodukte empfehle, meine ich damit alles, was aus einer der Getreidesorten hergestellt ist, also aus Weizen, Mais oder Hafer, u. a. auch Vollkornbrot, das tatsächlich aus Vollkornmehl hergestellt wurde. Man sollte Vollkornbrot dem Weißbrot gegenüber immer den Vorzug geben.
Wenn Sie sich in Ihrer Ernährung auf ein Frühstück aus Haferflockenbrei, Müsli, den üblichen im Handel erhältlichen Frühstücksflocken oder Vollkornbrot und Knäckebrot umstellen und dabei auf fette Wurst und unter Umständen gekochte Eier verzichten, haben Sie bereits eine hervorragende, ballaststoffreiche Mahlzeit. Wenn Sie daran gewöhnt sind, Ihren Tag mit einem besonders herzhaften Frühstück zu beginnen, genehmigen Sie sich ruhig einen großen Teller voll solcher Frühstücksflocken, gern auch einen ordentlichen Suppenteller voll, und beschränken Sie sich nicht auf eine Menge, die so klein ist, daß Sie schon wieder Hunger haben, kaum, daß der Teller leergegessen ist. Sie werden dann sicher bald feststellen, daß eine solche Mahlzeit am Morgen nicht nur gut sättigt, sondern zudem auch über viele Stunden anhält.

Achten Sie aber immer darauf, daß Ihnen das Frühstück gut schmeckt! Machen Sie sich keine Gedanken, wenn Sie gerne ein bißchen Zucker oder Süßstoff dazu nehmen möchten; die Mengen, um die es hierbei geht, sind wirklich nicht der Rede wert.

Ähnliches gilt für Milch. Es ist viel besser, die Frühstücksflocken, gleich welcher Art, mit Milch anzurühren (auch wenn diese einen gewissen Fettgehalt hat), als überhaupt keine Frühstücksflocken zu essen. Es geht hier einzig und allein um die richtige Verteilung der Prioritäten. Eine Schüssel voll Müsli z. B. ohne Milch würde schrecklich schmecken. Wenn Ihnen der Fettgehalt der normalen Milch dennoch zu bedeutend erscheint, kaufen Sie teilentrahmte bzw. fettarme Milch.

Bei Vollkornbrot gilt das gleiche; scheuen Sie sich nicht, ein bißchen Margarine oder Marmelade dazu zu nehmen, wenn es Ihnen damit besser schmeckt, aber essen Sie Vollkornbrot! Die in Marmelade enthaltene Zuckermenge ist im Vergleich mit den zum Süßen von Tee oder Kaffee verwendeten Mengen ganz unerheblich – und der Fettgehalt von Margarine steht mit dem bei einem Stück Fleisch anfallenden Fett in keinem Verhältnis!

Auch hinsichtlich des Genusses von Tee scheint mancherlei Verwirrendes im Umlauf zu sein; bei sämtlichen Aussagen über angebliche Gefährdungen oder Gefahren beim Genuß von Tee handelt es sich um Hypothesen. *Nichts ist schädlich, wenn man sich der Mäßigung befleißigt.* Es ist viel wichtiger, ein kräftiges Frühstück, begleitet von einer Tasse Tee oder sogar Kaffee, einzunehmen, als morgens aus dem Haus zu hasten und sich im Laufe des Vormittags mit einer Tasse Kaffee und Keksen zu stärken!

In den Vereinigten Staaten und in zunehmendem Maße auch in Großbritannien ist es Sitte, zum Frühstück anstelle einer ganzen Frucht ein Glas Fruchtsaft zu sich zu nehmen, wobei es aber viel besser wäre, die ganze Frucht zu essen. Die in der Frucht enthaltenen Ballaststoffe sind sehr wertvoll, und eigentlich haben wir gar keinen Bedarf für den reinen Saft, da es uns im Normalfall weder an Wasser noch an Vitaminen mangelt. Rein vom ernährungswissenschaftlichen Standpunkt aus betrachtet täten wir besser daran, das beim Auspressen der Früchte zurückbleibende Fruchtfleisch zu essen, als nur den Saft zu trinken und das Fruchtfleisch mitsamt seinem Fasergehalt wegzuwerfen. Der einzige Nahrungsbestandteil, bei dem sich der Bevölkerung der westlichen Industrie- und Wohlstandsländer ein Mangelzustand nachsagen ließe, ist wahrscheinlich der Ballaststoffgehalt, denn es ist der einzige Bestandteil unserer Nahrungsmittel, den wir – ungestraft! – wegwerfen.

Der letzte Punkt, der für ein Frühstück auf der Basis von Vollkornprodukten spricht, besteht darin, daß wir Gebratenes zum Frühstück auf jeden Fall vermeiden sollten. Die in Gebratenem enthaltene Menge an Fett – ich beziehe mich hier vor allem auf das in angelsächsischen Ländern weithin übliche warme Frühstück mit „Bacon and Eggs“ oder „Ham and Eggs“ (Speck bzw. Schinken mit Spiegelei) – ist unserer Gesundheit im gleichen Maße abträglich wie ihr Ballaststoffe zuträglich wären.

- Speck ist zu vermeiden, weil wir alle ohnehin schon zu viel Salz essen. Geräucherte Fleischwaren und geräucherter Fisch enthalten viel Salz.

- Wurst hat wohl von allen Nahrungsmitteln den höchsten Fettgehalt.
- Eier braucht man nicht völlig zu verwerfen, sollten aber mit Mäßigung genossen werden. Im Hinblick auf den Cholesterinspiegel im Blut ist es nicht sinnvoll, ein Ei pro Tag zu essen; zwei Eier pro Woche scheinen hier eher angemessen.

Ein warmes, fettreiches Frühstück aus der Pfanne steht in krassem Gegensatz zu den sich aus diesem Buch ergebenden Ernährungsempfehlungen.

## Die Hauptmahlzeit des Tages

Im Grundsätzlichen gehe ich davon aus, daß die Hauptmahlzeit entweder mittags oder abends eingenommen wird, aber die in diesem Zusammenhang gegebenen Empfehlungen können natürlich der individuellen Zeiteinteilung angepaßt werden.
Ebenso wie das Frühstück pflegen die meisten diese Mahlzeit zu Hause einzunehmen; dadurch wird die Nahrungsaufnahme kontrollierbarer. Meist besteht diese Mahlzeit aus Fleisch, Gemüse und vielleicht einem kleinen Nachtisch.
Hier würde ich im wesentlichen dazu raten, im Vergleich zum Fleisch mehr Gemüse und dabei besonders mehr Kartoffeln zu essen, d. h. wir müßten von einer Mahlzeit auf der Grundlage von Fleisch hinkommen zu einer Mahlzeit, die hauptsächlich aus Gemüse besteht und bei der Fleisch nur die Beilage bildet. Der bekannte amerikanische Ernährungswissenschaftler WILLIAM CONNOR sagte dazu: „Eines Tages wird es soweit kommen, daß wir, primär aufgrund wirtschaftlicher Zwänge, Fleisch nur noch als Zutat zum Würzen anderer Nahrungsmittel verwenden."

Hier einige praktische Ratschläge:
- Essen Sie Fleisch nur einmal am Tag, und wenn, dann nur in bescheidenen Mengen! Für einen Erwachsenen reichen 120 g am Tag aus.
- Schneiden Sie Fettränder vom Fleisch weg! Hähnchen- und Putenfleisch sind besonders magere Fleischsorten.
- Weiße Fischarten haben einen geringeren Fettgehalt als z. B. Makrele, Lachs oder Sardinen und enthalten in der gleichen Menge weniger Kalorien.
- Grillen ist besser als braten. Verwenden Sie Pfannen mit Spezialausrüstung für fettarmes Braten.
- Kartoffeln sind in jeder Menge erlaubt, vorausgesetzt, sie werden weder mit Fett zubereitet noch mit Fett gegessen. Es ist am besten, sie nicht zu schälen, sondern die Schale nur mit einer Bürste zu reinigen und dann mitzuverzehren.
- Ein Salat ist eine willkommene Ergänzung zu jeder Mahlzeit, er ist aber nicht besonders ballaststoffhaltig. Das Essen von Salaten ist nicht der geeignete Weg, um den täglichen Ballaststoffbedarf zu decken.
- Erbsen, Bohnen, Linsen und Braunreis sind alle reich an Ballaststoffen und eignen sich hervorragend als Beilage zu Hauptgerichten aller Art. Da sie gut sättigen, werden Sie leicht mit weniger Fleisch oder Fisch zufrieden sein, wenn sie als Beilage gereicht werden.

- Erbsen, Bohnen, Linsen und Braunreis eignen sich darüber hinaus auch als Basis zur Zubereitung höchst schmackhafter Gerichte wie wärmender Suppen oder Eintöpfe. Sie kosten nicht viel, und wenn Sie sich erst einmal an ihre Verwendung in der Küche gewöhnt haben, werden auch Sie sie als willkommene Abwechslung gegenüber der Standardkombination Fleisch und gemischtes Gemüse zu schätzen wissen.

## Kleine Zwischenmahlzeiten

Zu Hause esse ich mit meiner Frau meist zu Mittag Vollkornbrot, gern mit ein bißchen Margarine sowie Käse, Honig oder Marmelade. Aber auch andere ballaststoffreiche Nahrungsmittel eignen sich gut als „Zwischendurch"; dazu im folgenden einige Vorschläge:

- kleine Gerichte auf der Grundlage von Nudeln wie z. B. Spaghetti oder Makkaroni unter Verwendung von Teigwaren aus Vollgetreide;
- eine Zwischenmahlzeit aus Braunreis, etwa ein Reissalat (brauner, unpolierter Reis hat eine längere Garzeit, man muß mit etwa einer Dreiviertelstunde rechnen);
- weiße Bohnen mit einem Stück Vollkorntoast;
- eine Pizza aus Vollkornmehl;
- eine faserreiche Gemüsesuppe mit einem Stück Vollkornbrot;
- ein Salat mit Nüssen und Dörrobst;
- belegte Brote, aber Vollkorn- und Knäckebrot! Essen Sie dabei mehr Brot und weniger Belag.

## Nachspeisen

Hierzu irgendwelche Ratschläge geben zu wollen, ist naturgemäß problematisch. Nach wie vor gilt, daß Nachspeisen Wochenenden und besonderen Gelegenheiten vorbehalten bleiben sollten. Wir beenden unsere Mahlzeiten zu Hause meist mit etwas Obst oder Käse, seltener mit einer Süßspeise. Ein Obstsalat, Bratäpfel mit Nuß-Rosinen-Füllung oder ein Kompott aus Dörrobst – all das sind herrliche Nachspeisen aus Obst.

- Wenn möglich, essen Sie lieber frisches Obst als Obstkonserven; der Sirup in den Konserven enthält meist viel Zucker.
- Gehen Sie sparsam mit Butter um. Nehmen Sie weniger Sahne für Ihre Nachspeisen und schränken Sie auch Ihren Verbrauch von Zucker soweit wie möglich ein!
- Brauner Zucker ist vom Nährwert her nur geringfügig wertvoller als weißer Zucker; beide Zuckersorten sind sogenannte leere Kalorien, weil sie nur Energie liefern und sonst nichts.
- Ersetzen Sie Weißmehl in Ihrem Haushalt durch Vollkornmehl und verwenden Sie es für Ihren selbstgebackenen Kuchen, Ihr Gebäck und Ihr Brot. Das ist gesünder und schmeckt obendrein viel besser.
- Aus Kleie und Vollkornmehl sowie aus zerkleinertem Knäckebrot lassen sich leckere Krusten und Streusel für Obstkuchen oder Fruchtaufläufe zubereiten.

# Danksagungen

Danken möchte ich meiner Frau Olive, deren Hilfe und Unterstützung nicht zuletzt bei den zahlreichen Anlässen, die für mich bei meiner Arbeit weitere Reisen erforderlich machten, von unschätzbarem Wert gewesen sind.
Zutiefst verpflichtet bin ich Dr. Hugh Trowell, ehemals Senior Consultant Surgeon Physician des Universitätslehrkrankenhauses Makerere, Kampala (Uganda). Er wirkte mit an der Zusammenstellung der Kapitel über koronare Herzkrankheit, Diabetes und Fettleibigkeit und war außerdem an Forschungsarbeiten und der Überprüfung der sachlichen Richtigkeit des Buches beteiligt.
In Dankbarkeit würdige ich die Hilfe, die mir so großzügig von in der Tat Hunderten von Ärzten zuteil wurde, die zum größten Teil ihren Dienst in afrikanischen und asiatischen Missionskrankenhäusern verrichten. Trotz ständiger Arbeitsüberlastung waren sie immer bereit, weitere Überstunden auf sich zu nehmen und für mich Daten zusammenzutragen, die sich dann wie einzelne Mosaiksteinchen zur Grundlage der in diesem Buch erörterten Gedanken zusammenfügten.
Danken möchte ich auch dem Chirurgen Captain T. L. Cleave, ehemals Angehöriger der britischen Marine, der mich als erster mit dem Gedanken vertraut machte, daß viele unserer westlichen Zivilisationskrankheiten im Grunde genommen wohl auf die Zusammensetzung unserer Ernährung zurückzuführen seien.
Mein herzlicher Dank gebührt Sheila King für ihre Arbeit im Sekretariat und ihre sonstige Unterstützung. Zu tiefstem Dank verpflichtet bin ich schließlich meinem Verleger Martin Dunitz für seine uneingeschränkte Unterstützung und seine wertvollen Ratschläge.
Der Dank des Verlages gilt:
Arthur Guinness Son & Co. Ltd., London, für die Erlaubnis zur Wiedergabe des Fotos auf dem Titelbild; ICI für die Erlaubnis zur Wiedergabe der beiden Fotos von Koronararterien von Lennart Nilsson auf S. 74; der Abdruck der Fotografie auf S. 92 geschieht mit Erlaubnis der Treuhänder des British Museum; das Foto eines Salats auf S. 107 wurde von Pasta Foods Limited zur Verfügung gestellt, der Salat wurde unter Verwendung der „Record“-Vollgetreidenudeln der Firma hergestellt; Her Majesty's Stationery Office für die Erlaubnis zur Wiedergabe der Werte auf S. 111 auf der Grundlage von „The Composition of Foods“ von McCance und Widdowson, 4. überarbeitete Auflage von A. A. Paul und D. A. T. Southgate aus dem Jahre 1978. Der Wert für dunklen, ungeschälten Reis auf S. 111 stammt von Dr. Southgate persönlich und gründet sich auf eine Analyse. Der Wert für Sojamehl ist anderen Quellen entnommen.

# Sachverzeichnis

**Halbfette** Auszeichnung verweisen auf Abbildungen

**W**



**Z**